うつ

誰もがなりうるとても身近な心の病

適応障害・双極性障害
心の名医7人が教える
最高の治し方大全

文響社

はじめに

「朝から気分が落ち込んで調子が悪い」「憂《ゆう》うつな気分が数ヵ月続いている」「何もやる気が起こらない」――。そのような人は、うつ病の可能性が考えられます（本書では、DSM-5の分類における大うつ病性障害をうつ病と述べる）。

厚生労働省の調査によると、うつ病や双極性障害などの気分［感情］障害（ICD-10に基づく分類）で医療機関を受診している患者さんの数は、2017年の時点で127・6万人と報告されています（Q7を参照）。

現在、その数はさらに増えていると推察されます。うつ病の疑いがある人は、症状の軽いうちに医師に相談することが肝心でしょう。

うつ病治療は、この半世紀の間に大きく進歩しました。1960年代に抗うつ薬が実用化。その後、1980年代半ばに認知行動療法の有効性が注目され、同時期にアメリカ精神医学会が「DSM-Ⅲ」（精神障害の診断と統計マニュアルの第3版。現在は第5版のDSM-5を用いている）を発表しました。このDSM-Ⅲで精神障害の分類、診断基準が明確に定義され、うつ病治療の体系化が一気に進んだのです。

とはいえ、うつ病などの心の病気は、薬を飲めばすぐに治るわけではありません。患者さんの内面的な問題はとてもデリケートであり、発症の要因はそれぞれ違っており、治療はひと筋縄ではいかないのです。そのため、継続的な治療が欠かせません。

快方に向かうためには、患者さん自身が治療に前向きになれるか、家族や周囲の人がうつ病を適切に理解できるか、といったことが大きな課題になります。しかし、本人が病気であることを受け入れなかったり、家族や周囲の人から十分なサポートを受けられなかったりして、治療がうまく進まないことも少なくないのです。

本書では、うつ病や適応障害、双極性障害といった心の病気をテーマに、そのさまざまな疑問に専門医が回答しています。病気に悩まされている人はもちろん、家族や周囲の人も本書を参考に病気の理解を深めてください。そして、心の病気になったらどうすればいいのかを、お互いに正しく認識することが大切です。

うつ病は「心のカゼ」といわれることもありますが、悪化すると社会生活に支障をきたすばかりか、みずから命を絶つ悲しい結末を迎えることもあります。うつ「病」を軽く考えてはいけません。心の病気に悩まされている人が、本書から快方に向かうヒントを得て、よりよい人生を歩むきっかけになれば幸いです。

慶應義塾大学医学部精神・神経科学教室教授　三村　將

解説者紹介① ※掲載順

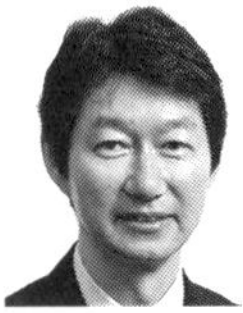

慶應義塾大学
医学部
精神・神経科学
教室教授
三村《みむら》 将《まさる》 先生

慶應義塾大学医学部を卒業後、ボストン大学医学部研究員、昭和大学医学部精神医学教室助教授を経て、現職。慶應義塾大学病院副病院長、同大学ストレス研究センター・センター長、日本うつ病学会理事長、日本高次脳機能障害学会理事長、日本老年精神医学会副理事長、日本精神神経学会理事などを務める。

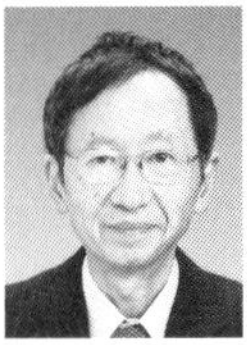

日本うつ病センター（JDC）
六番町メンタルクリニック所長
野村総一郎《のむらそういちろう》 先生

慶應義塾大学医学部を卒業後、立川共済病院神経科、藤田保健衛生大学医学部精神医学教室、テキサス大学・メイヨ医科大学留学、藤田保健衛生大学医学部神経医学教室助教授、防衛医科大学校神経学教室教授、同大学校病院長を経て、2015年より現職。日本うつ病学会評議員、日本うつ病センター副理事長を務める。

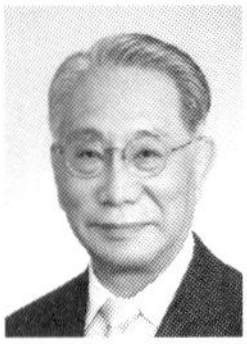

医療法人和楽会
理事長
京都府立医科大学
客員教授
貝谷《かいや》久宣《ひさのぶ》 先生

名古屋市立大学医学部卒業、岐阜大学医学部附属病院講師、助教授。この間にミュンヘン・マックスプランク精神医学研究所に留学。自衛隊中央病院神経科部長を経て医療法人和楽会（赤坂クリニック、なごやメンタルクリニック、横浜クリニック）を開設。日本不安症学会名誉会員。日本マインドフルネス学会理事。

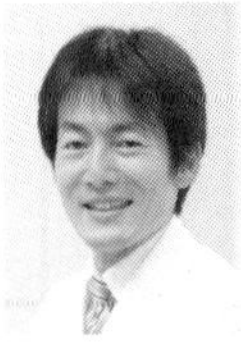

医療法人山口病院
(埼玉県川越市)副院長
日本栄養精神医学
研究会会長
奥平智之《おくだいらともゆき》 先生

日本大学医学部卒業。同大学精神科を経て現職。認知症専門医。漢方専門医。「メンタルヘルスは食事から」を臨床で重視。鉄欠乏の女性を「鉄欠乏女子(テケジョ)」、栄養改善だけでよくなるうつ状態を「栄養型うつ」と命名し、食事や栄養の大切さを啓発。日本うつ病学会評議員・双極性障害委員会フェローなどを務める。

解説者紹介② ※掲載順

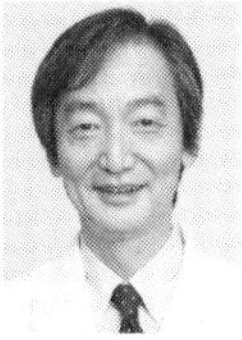

東京慈恵会医科大学附属第三病院院長・精神医学講座教授　同大学森田療法センター・センター長

中村《なかむら》 敬《けい》先生

東京慈恵会医科大学を卒業後、ブリティッシュ・コロンビア大学留学（客員助教授）、東京慈恵会医科大学附属第三病院精神神経科診療部長、同病院副院長を経て、現職。日本森田療法学会理事、日本うつ病学会評議員、日本サイコセラピー学会理事、日本精神神経学会代議員、日本精神病理学会評議員などを務める。

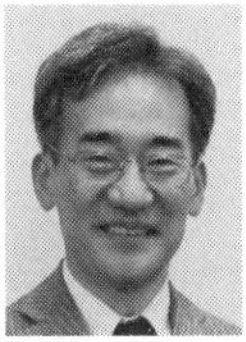

早稲田大学人間科学学術院教授

熊野《くまの》宏昭《ひろあき》先生

東京大学医学部を卒業後、同大学心療内科医員、綾瀬駅前診療所院長、東京大学大学院医学系研究科ストレス防御・心身医学(心療内科)准教授を経て、現職。日本認知・行動療法学会元理事長。日本不安症学会副理事長、日本マインドフルネス学会副理事長、日本うつ病学会評議員、日本心身医学会代議員などを務める。

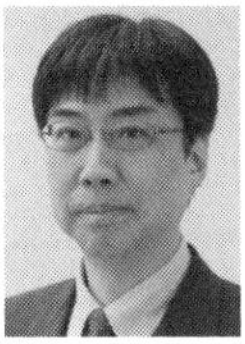

千葉大学大学院医学研究院認知行動生理学教授

清水《しみず》栄司《えいじ》先生

千葉大学医学部を卒業後、同大学医学部附属病院精神科医、プリンストン大学客員研究員、千葉大学大学院助教授を経て、現職。千葉大学子どものこころの発達研究センター・センター長、同大学医学部附属病院認知行動療法センター・センター長、日本認知・行動療法学会副理事長、日本不安症学会理事などを務める。

目次

はじめに　2
解説者紹介　4

第1章　うつ病についての疑問9……15

Q1　そもそも「うつ」とはどういう意味ですか？「抑うつ」と同じ意味ですか？　16
Q2　「うつ状態」と「うつ病」は何が違うのですか？　17
Q3　「うつ病」と診断を受けました。私の脳では何が起こっているのですか？　18
Q4　うつ病になると、脳ではどのような変化が見られますか？　20
Q5　うつ病にはどんなタイプがありますか？　21
Q6　どんな人がうつ病になりやすいですか？　23
Q7　うつ状態やうつ病の人は日本にどのくらいいますか？　24
Q8　うつ病の重症度を判断する目安はありますか？　25
Q9　「新型うつ病」が増えていると聞きましたが、どんな病気ですか？　28

第2章　うつ病の症状・原因についての疑問14　29

Q10　1日じゅう気分が落ち込み特に朝方にひどくなります。うつ病でしょうか？　30
Q11　大好きだった趣味に興味がなくなり何もする気になりません。これはうつ病ですか？　32
Q12　最近、何を食べてもおいしくなく食事もめんどう。これはうつ病の症状ですか？　33
Q13　最近寝つきが悪く、早朝に目覚めて眠れません。うつ病と関係がありますか？　35
Q14　体に異常はないのに疲れやすく、食欲も落ち体重が減って心配です。うつ病でしょうか？　36
Q15　最近頭の回転が悪くなりました。認知症でしょうか？　それともうつ病でしょうか？　37
Q16　高齢者もうつ病になりやすいそうですが、どんな特徴がありますか？　38
Q17　更年期に入ってから憂うつで不眠が続いています。うつ病の可能性はありますか？　39
Q18　たまに「死にたい」と思うことがあります。うつ病でしょうか？　40
Q19　出産後にうつ病になり子供に愛情がわきません。どうしたらいいですか？　41
Q20　毎年冬になると気分が落ち込みやる気が起こりません。原因はなんですか？　42
Q21　私は何が原因でうつ病になってしまったのでしょうか？　43
Q22　糖尿病の人はうつ病になりやすいというのは本当ですか？　45
Q23　心筋梗塞やがんの人にうつ病が多いのはなぜですか？　46

第3章　うつ病の受診・検査・診察についての疑問9　47

Q24　家族に「うつ病ではないか」といわれましたが、受診すべきでしょうか？　48
Q25　うつの疑いで相談するならどの診療科がいいですか？　49

Q26 うつ病治療に熟練した医師を探すにはどうしたらいいですか？ 50
Q27 初診のとき、医師に何をどう伝えればいいですか？ 51
Q28 うつ病の診察ではどのような検査が行われますか？ 53
Q29 うつ病ではどんな治療が主に行われますか？ 55
Q30 治療中によくなったり悪くなったりをくり返していますが、このままでいいでしょうか？ 56
Q31 いくら通院しても治りません。治療をやめてもいいですか？ 57
Q32 うつ病はよくなっても再発しやすいといいますが、対処法はありますか？ 58

第4章 うつ病の薬物療法ついての疑問17 59

Q33 うつ病ではどんな薬物療法を行いますか？ 60
Q34 うつ病の薬の種類と効果を教えてください。 61
Q35 抗うつ薬にはどんな副作用がありますか？ 64
Q36 薬物療法は絶対に必要ですか？ 66
Q37 抗うつ薬、抗不安薬、気分安定薬、抗精神病薬などの違いはなんですか？ 67
Q38 三環系抗うつ薬は副作用が強いと聞きましたが大丈夫ですか？ 69
Q39 抗うつ薬の「SSRI」と「SNRI」の違いはなんですか？ 70
Q40 NaSSAはほかの薬より効きめがよく副作用が少ないというのは本当ですか？ 71
Q41 新薬のトリンテリックスはどんな薬ですか？ 72
Q42 抗不安薬を処方されていますが、依存症の心配はありませんか？ 73
Q43 うつ病の薬はいつまで飲みつづければいいのですか？ 74

Q44 薬を減らすにはどうすればいいですか？ 75
Q45 気分がいいときは薬を飲まなくても大丈夫ですか？ 76
Q46 うつ病の薬をやめたいのですが、勝手にやめても大丈夫ですか？ 77
Q47 医師から薬の量を増やすといわれました。悪化しているのでしょうか？ 78
Q48 うつ病に効果のある漢方薬はありますか？ 79
Q49 うつ病の治療薬にかかるお金の負担を減らす方法はありますか？ 80

第5章 うつ病の精神療法についての疑問12

第5章 うつ病の精神療法についての疑問12……81
Q50 うつ病の精神療法とはどのようなものですか？ 82
Q51 うつ病の「認知行動療法」にはどんな特徴や効果がありますか？ 83
Q52 認知行動療法を受ければ薬を飲まずにうつ病が治りますか？ 84
Q53 マイナスイメージを消すには「コラム法」がいいと聞きました。どんな治療法ですか？ 85
Q54 「問題解決技法」とは、どんな認知行動療法ですか？ 87
Q55 人間関係がうまくいきません。認知行動療法で治りますか？ 89
Q56 人づきあいを円滑にするコツはありますか？ 91
Q57 認知行動療法の治療時間や通院期間はどれくらいですか？ 92
Q58 認知行動療法にかかる費用はいくらですか？ 93
Q59 森田療法とはどんな精神療法ですか？うつ病にも有効ですか？ 94
Q60 森田療法の入院療法では、どんなことを行いますか？ 97
Q61 外来で森田療法を受けるにはどうしたらいいですか？ 98

第6章　うつ病の特殊な治療法についての疑問5……99
Q62　難治性うつ病で行われる「通電療法」とはどんな治療法ですか？　100
Q63　「断眠療法」とはどんな治療法ですか？　102
Q64　「光療法」はうつ病にどんな効果がありますか？　103
Q65　「磁気刺激療法」は痛みがなく安全といいますが、効果はありますか？　104
Q66　「鍼灸治療」はうつ病にも効果がありますか？　106

第7章　うつの人の日常生活についての疑問14……107
Q67　うつ病を治すには休養が必要といわれましたが、期間はどのくらいですか？　108
Q68　休職したほうがいいですか？　その場合、会社にはどういえばいいですか？　109
Q69　会社が休ませてくれません。どうすればいいですか？　110
Q70　自分がうつ病であることを会社や友人に伝えたほうがいいですか？　111
Q71　仕事を休んで休養を取りたいのですが、誰に相談すればいいですか？　112
Q72　会社で働く自信がありません。退職したほうがいいですか？　113
Q73　休職中の収入減が心配です。何かいい方法はありますか？　114
Q74　病気が回復したのですぐ職場に戻りたいのですが、大丈夫ですか？　115
Q75　職場復帰にはリハビリテーションが必要といいますが、何をするのですか？　116
Q76　家で家族といるとストレスがたまり苦痛です。入院したほうがいいですか？　117
Q77　食欲がないときは食べなくてもいいですか？　118

Q78 朝どうしても起きられません。ずっと寝ていてもいいですか？ 119
Q79 うつ病の治療中に妊娠しても大丈夫ですか？ 120
Q80 お酒やタバコは控えたほうがいいですか？ 122

第8章 うつがよくなる食事や運動などについての疑問17

第8章 うつがよくなる食事や運動などについての疑問17……123
Q81 「栄養型うつ」とはどのような状態ですか？ 124
Q82 どんな栄養が不足すると慢性疲労やうつ状態になりやすいですか？ 125
Q83 セロトニンやドーパミンを作るのに栄養が重要なのはなぜですか？ 126
Q84 貧血がないのに、鉄欠乏でうつ状態になることがあるって本当ですか？ 127
Q85 「鉄欠乏うつ」が、女性や子供に多いのはなぜですか？ 128
Q86 たんぱく質とビタミンB群が、うつ状態に影響するのはなぜですか？ 130
Q87 冬季うつ病はビタミンD欠乏で起こるというのは本当ですか？ 131
Q88 うつ病の人は、亜鉛が欠乏しやすいと聞きましたが、なぜですか？ 132
Q89 マグネシウムが欠乏してもうつ状態になりやすいですか？ 133
Q90 ストレスが多いと、栄養不足になりやすいですか？ 134
Q91 お菓子や清涼飲料水などの糖質のとりすぎは、うつ状態の回復を妨げますか？ 135
Q92 自己流でサプリメントをとってはいけないといわれました。なぜですか？ 136
Q93 胃腸が悪いとうつ状態に影響しますか？ 137
Q94 うつ病改善にはウォーキングがいいそうですが、どのくらいやればいいですか？ 138
Q95 つらい気持ちになったときに心を落ち着かせる方法はありますか？ 140

Q96 朝日を浴びるといいと聞きましたが、どんな効果がありますか？ 142
Q97 うつに効く体操はないですか？ 143

第9章 双極性障害（躁うつ病）についての疑問16……145

Q98 「双極性障害」とはどんな病気ですか？ 146
Q99 双極性障害とうつ病の違いはなんですか？ 148
Q100 うつ病の人は双極性障害に移行しやすいですか？ 149
Q101 双極性障害になりやすい性格はありますか？ 150
Q102 子供時代の環境や遺伝は双極性障害と関係がありますか？ 151
Q103 軽い躁状態だと気分がらくなのにコントロールが必要といいます。なぜですか？ 152
Q104 双極性障害の薬物療法ではどんな薬を使いますか？ 153
Q105 双極性障害で処方される炭酸リチウムは中毒の危険があるというのは本当ですか？ 155
Q106 「通電療法」で双極性障害は治りますか？ 156
Q107 「磁気刺激療法」は双極性障害の抑うつにも効果がありますか？ 157
Q108 双極性障害に効果のある精神療法はありますか？ 158
Q109 再発予防に効果があるという「対人関係・社会リズム療法」について教えてください。 159
Q110 うつや躁が悪化する前兆を知る方法はありますか？ 161
Q111 双極性障害にはどんな運動が有効ですか？ 163
Q112 双極性障害の症状が軽くなる呼吸法はありますか？ 164
Q113 オメガ3脂肪酸が双極性障害に有効というのは本当ですか？ 166

第10章 うつ病を併発しやすい心の病気（適応障害・不安症・パニック障害）についての疑問23 …… 167

Q114 うつ病を招きやすい心の病気にはどんなものがありますか？ 168
Q115 うつ病ではなく「適応障害」と診断されました。どんな病気ですか？ 169
Q116 適応障害ではどんな症状が現れますか？ 170
Q117 適応障害の原因はなんですか？ 172
Q118 うつ病と適応障害との違いはなんですか？ 173
Q119 適応障害を引き起こすストレスにはどのようなものがありますか？ 174
Q120 適応障害は薬で治りますか？ 175
Q121 適応障害の人は日常生活でどんなことに注意すればいいですか？ 177
Q122 「パニック症（障害）」という不安症でうつ病も併発しているといわれました。大丈夫でしょうか？ 178
Q123 「不安症」とはどんな病気ですか？ 179
Q124 不安症は何が原因で発症するのですか？ 181
Q125 パニック症（障害）の発作にはどんなものがありますか？ 182
Q126 電車やバスが怖くて乗れず外出ができません。どうすればいいですか？ 183
Q127 人と話したり食事をしたりするのが怖いです。これは病気でしょうか？ 184
Q128 戸締まりや火の元を何度確認しても心配で不安です。単なる心配性でしょうか？ 186
Q129 不安症が原因で起こる体の病気はありますか？ 187

Q130 不安症の人はうつ病になりやすいというのは本当？ 188
Q131 不安症にはどんな薬物療法がありますか？ 189
Q132 不安症を克服する精神療法はありますか？ 190
Q133 緊張や不安を和らげる呼吸法はありますか？ 191
Q134 緊張したときに心と体をリラックスさせるにはどうしたらいいですか？ 192
Q135 森田療法は不安症にも有効ですか？ 194
Q136 不安症の症状が和らぐ漢方薬はありますか？ 196

第11章 家族・周囲の対応のしかたについての疑問8

第11章 家族・周囲の対応のしかたについての疑問8 …… 197
Q137 うつ病の人とはどう接したらいいですか？ 198
Q138 うつ病かどうか見分ける兆候やサインはありますか？ 199
Q139 「うつ病かも」と相談されたら、どんな対応を取ればいいですか？ 200
Q140 双極性障害の人と接するとき、何に気をつけるべきですか？ 201
Q141 「死にたい」といわれたら、どうすればいいですか？ 202
Q142 うつ病で休職中の同僚が復職します。気をつけることはありますか？ 203
Q143 本人が受診や入院を拒むのですが、何かいい方法はありませんか？ 204
Q144 高齢者のうつ病で気をつけることはありますか？ 205

第1章

うつ病についての疑問9

Q1 そもそも「うつ」とはどういう意味ですか？「抑うつ」と同じ意味ですか？

「うつ」とは、気分が激しく落ち込んで、やる気がわかなくなる状態のことです。気分の落ち込みのことを、専門的には「抑うつ」、あるいは「抑うつ気分」といいます。うつ状態と抑うつは、同じ意味の言葉と解釈してかまいません。

誰でも気が滅入ってしまうことはありますが、ふつうは周囲の人から「がんばれ」と励まされたり、時間が経過したり、楽しいことに目を向けたりすれば、乱れた心理状態はもとに戻るものです。一方、抑うつになると、思考や感情にトラブルが生じて、気持ちの切り替えがスムーズにいかなくなることがあります。

よって、抑うつは、単なる憂《ゆう》うつな気分ではなく、病的な場合もあるのです。

病的でない抑うつなら、数日もすれば気分が晴れて、思考や感情はもとの正常な状態に戻ります。ですから、一時的な抑うつの場合は、日常生活に大きな支障はなく、まだうつ病とは診断されません。うつ病が疑われるのは、抑うつが2週間以上続き、何をやっても気持ちが晴れない場合です。

（三村　將）

Q2 「うつ状態」と「うつ病」は何が違うのですか？

抑うつ気分、うつ病の主な違い

	抑うつ気分	うつ病
症状	弱い	強い
状況からの影響	いいこと、楽しいことがあると気分が晴れる	いいことがあっても気分が晴れることはない
きっかけ	はっきりとした誘因がある	多くはきっかけがあるが、はっきりしないこともある
周囲から見て	理解できることが多い	理解できないことが多い
持続性	徐々に軽くなる	長く続く
抗うつ薬	効かないことが多い	よく効くことが多い
仕事・趣味	やると気が紛れる	全く手につかない
自殺	考えることはまれ	考えることがある

出典：「DSM-5 精神疾患の分類と診断の手引」（日本語版用語監修 日本精神神経学会　監訳 高橋三郎・大野裕　訳 染矢俊幸・神庭重信・尾崎紀夫・三村將・村井俊哉　医学書院，2014）を一部改変

一時的なうつ状態（抑うつ気分）と、うつ病の違いを見分けるポイントはいくつかあります。両者の主な違いを、上の表にまとめたので参考にしてください。

うつ病になると、何をやっても気分が晴れなくなり、やる気もわかなくなって仕事や家事が困難になるなど、日常生活に支障をきたすようになります。また、抗うつ薬がよく効くことが多いほか、自殺を考えるようになることも、うつ病の特徴です。

（三村　將）

Q3 「うつ病」と診断を受けました。私の脳では何が起こっているのですか？

うつ病は心の病気ですが、脳の機能に変調が起こって発症します。
具体的な脳の部位でいうと、快・不快などの情動は大脳辺縁系や視床下部で生まれ、喜びや悲しみなどの感情は主に前頭葉がコントロールしています。これらの脳の部位にトラブルが起こると、憂《ゆう》うつな気分になったり、意欲が低下して無関心になったり、感情が乏しくなったりするのです。

では、うつ病の患者さんの脳の中では、どのような問題が起こっているのでしょうか。現在、最もよく知られている学説は「モノアミン仮説」です。

モノアミンとは、ドーパミン、セロトニン、ノルアドレナリンといった脳の神経伝達物質の総称です。これらモノアミンが不足したり、機能が低下したりすると、脳の中で情報ネットワークを作り上げている神経細胞どうしの電気信号の伝達が阻害されます。その結果として、うつ病が発症すると考えられているのです。

実際に、抑うつに陥っているときは、セロトニンやノルアドレナリンが顕著に不足

モノアミン仮説について

健康な人の場合

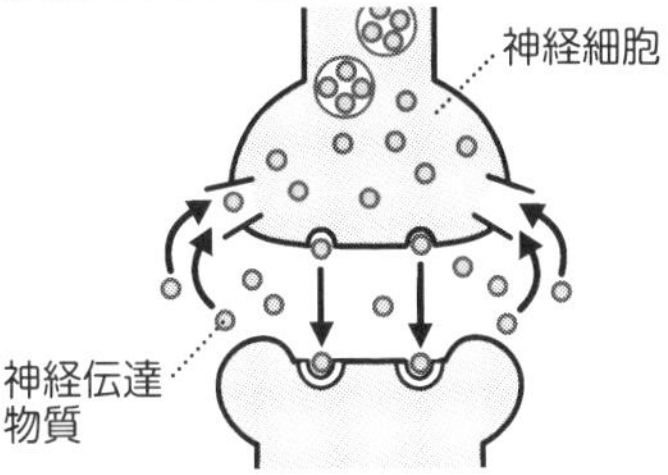

神経伝達物質（セロトニン、ノルアドレナリンなど）が、神経細胞の受容体に取り込まれることで、さまざまな情報が伝達される。健康な人は神経伝達物質の量も多く、脳の働きも正常。

うつ病の人の場合

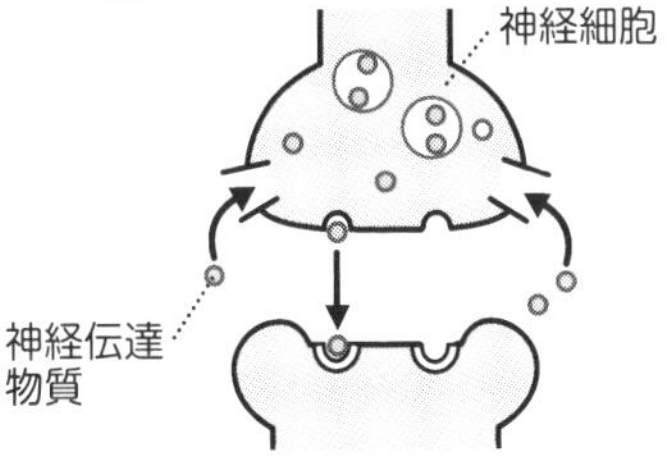

神経伝達物質の量が減少したり、働きが低下したりすると、神経細胞に情報が十分に伝わらない。その結果、脳の働きが低下してしまい、抑うつなどの症状が現れると考えられる。

していることがわかっています。また、薬物療法で用いる抗うつ薬には、モノアミンの働きを強める作用があり、服用すると抑うつや不安の改善効果を得られることから、モノアミン仮説には一定の根拠があるといえるでしょう。

　最近は、モノアミン仮説のほかに**「BDNF仮説」**という学説も脚光を浴びています。BDNF（脳由来神経栄養因子）とは、脳の神経細胞の成長・発達を促すたんぱく質のことです。このBDNFが脳の中で不足すると、記憶や感情に重要な役割を果たしている海馬《かいば》という部位の神経細胞の働きが阻害され、うつ病が発症するのではないかと考えられているのです。（三村　將）

Q4 うつ病になると、脳ではどのような変化が見られますか？

うつ病は、脳の客観的な状態から原因を突き止めることが難しい病気です。とはいえ、画像検査を実施すると、いくつか脳の変化が見られます。

まず、**脳の血流量ないし血液量の変化**です。うつ病や双極性障害（第9章を参照）の患者さんには、特有の脳の血流パターンが見られます。主な所見は前頭葉の血流低下ですが、これは光トポグラフィー検査、ＳＰＥＣＴ（単一光子放射断層撮影）検査、ＰＥＴ（ポジトロン断層撮影）検査などを受ければわかります。

次に、**脳の特定部位の体積量の低下**です。うつ病や双極性障害の患者さんと、健康な人に脳のＭＲＩ（磁気共鳴撮影）検査を実施し、撮影した検査画像から脳の状態を比較する研究が数多く行われています。その結果、うつ病や双極性障害の患者さんは、健康な人に比べて前帯状皮質、あるいは広い範囲の前頭皮質の体積が小さくなっていることがわかってきています。ほかにも、うつ病になると、**脳のエネルギー源であるブドウ糖の代謝の低下**がＰＥＴ検査で確認できます。

（三村　將）

Q5 うつ病にはどんなタイプがありますか？

ひと口にうつ病といっても、実際にはいくつかのタイプに分けることができます。ここでは、アメリカ精神医学会が作成したＤＳＭ-５（精神障害の診断と統計マニュアルの第５版）の分類にもとづいて、うつ病のタイプを説明しましょう。

そもそも、うつ病は「抑うつ障害群」というカテゴリーに分類されています。この抑うつ障害群は、日常生活に支障が出るほどの重度または持続的な悲しみに悩まされるほか、興味や喜びが減退するという点に特徴があります。

抑うつ障害群は、具体的な症状によって次のように分類されます。

- 大《だい》うつ病性障害（うつ病）
- 持続性抑うつ障害（気分変調症）
- 他の特定される抑うつ障害または特定不能の抑うつ障害
- 月経前不快気分障害
- 他の医学的疾患《しっかん》による抑うつ障害
- 物質・医薬品誘発性抑うつ障害

このうち、「大うつ病性障害」を一般的にうつ病と呼びます。

本書では、躁《そう》状態（病的に明るく行動的な状態）とうつ状態をくり返す双極性障害（躁うつ病）についても解説していますが、**うつ病は単極性障害ともいわれ、躁状態を生じることはありません。抑うつが長く続き、気分が回復しない状態に陥るのです。**

大うつ病性障害としてのうつ病には、その症状や特徴によって次のタイプがあります。

●軽症うつ病……診断基準A（Q10を参照）の9項目のうち、5項目を超えない程度に満たしている場合。症状の程度としては、苦痛は感じられるものの、対人関係上・職業上の支障はわずかな状態にとどまる。

●中等症うつ病……軽症と重症の中間に相当する場合。

●重症うつ病……診断基準Aの9項目のうち、5項目をはるかに超えて満たしている場合。症状は極めて苦痛で、生活に著しい支障がある。

●精神病性うつ病……妄想《もうそう》を認め、精神病性の特徴を伴う場合。

ほかにも、うつ状態と躁状態が同時期に現れる「**混合性のうつ病**」（躁うつ混合状態）、過食や過眠を特徴とする「**非定型うつ病**」、特定の季節（特に冬）に症状が強く現れる「**季節性のうつ病**」、妊娠中または出産後に発症する「**周産期のうつ病**」などがあります。

（三村　將）

Q６ どんな人がうつ病になりやすいですか？

うつ病の発症には、性格や生活環境、考え方のクセなどが複雑に関係しています。うつ病になりやすいのは、どちらかというとまじめで几帳面《きちょうめん》な性格の人かもしれません。人一倍がんばりやで、気配りができ、用事を頼まれたら断れない人はストレスをたくさん抱え込みやすく、無自覚のうちに心が疲弊してしまう傾向があります。

ただし、まじめで几帳面な性格だからといって、必ずしもうつ病を発症するわけではありません。そのような性格に加え、職場や家庭、学校などの生活環境からどのようなストレスを受けるかによって、うつ病のなりやすさはかなり違います。

また、考え方のクセとしては、悲観的な考え（マイナス思考）が抑うつを強める要因になります。物事にはいい面、悪い面がありますが、悲観的な考えの人は悪い面だけにとらわれてしまいがちです。そのため、失敗すると「自分はダメだ」と一方的に思い込んで自己嫌悪に陥り、抑うつが長引くようになります。

ところで、うつ病の発症と遺伝子の関係を裏づける明確なエビデンス（科学的な根拠）はありませんが、親族にうつ病の人がいると発症率は高くなります。（三村　將）

Q7 うつ状態やうつ病の人は日本にどのくらいいますか？

気分［感情］障害の患者数の推移

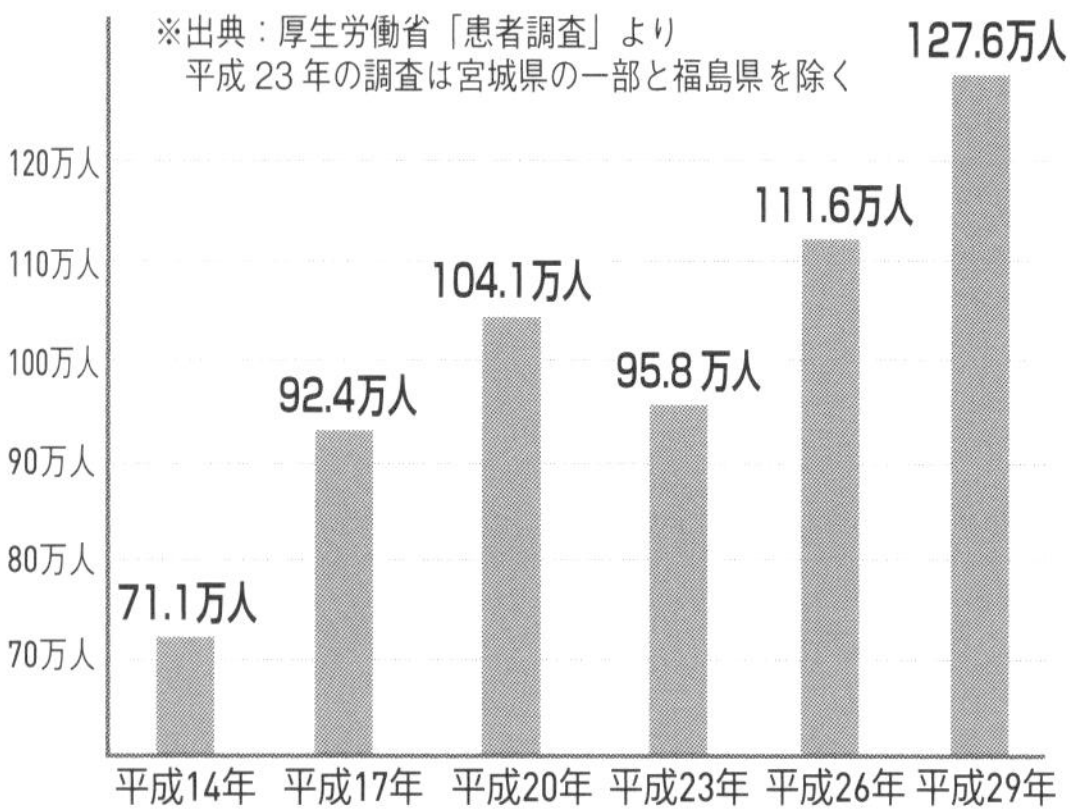

※出典：厚生労働省「患者調査」より
平成23年の調査は宮城県の一部と福島県を除く

厚生労働省が２０１７（平成29）年に発表した「患者調査」では、うつ病、双極性障害、持続性気分障害（比較的軽い抑うつ気分が長い間続く病気）などの気分［感情］障害と診断されて治療を受けている患者数は127.6万人と報告されています。

過去15年間の同調査の推移を見ると、患者数は約１・８倍に増加しています。しかも、これは医療機関を受診した人の数にすぎません。

過去にうつ病を経験した人で受診に至った人の割合は２〜３割程度といわれており、治療を受けていない人を含めた実数は、厚生労働省の報告よりもはるかに多いと推測されます。（三村　將）

Q8 うつ病の重症度を判断する目安はありますか？

うつ病の有無、症状の程度を簡単に調べられる自己チェック法にはさまざまなものがあります。その一つは、「簡易抑うつ症状尺度」（QIDS-J）です。

簡易抑うつ症状尺度は16項目からなる評価尺度で、「DSM-Ⅳ」（精神障害の診断と統計マニュアルの第4版）に準拠しています。26～27ページに日本語版を掲載したので、うつ病の心配がある人は試してください。簡易抑うつ症状尺度の特徴は、ひととおりチェックすることで重症度がすぐにわかることです。合計点が5点以下の場合は正常ですが、6点以上なら医療機関の受診がすすめられます。（三村　將）

簡易抑うつ症状尺度の採点方法・評価

➡ 26～27ページのリストで該当する項目を選び、点数をつける

【採点方法】

①～④で最も点数が高かった項目の点数［　　］＋
⑤の点数［　　］＋
⑥～⑨で最も点数が高かった項目の点数［　　］＋
⑩の点数［　　］＋⑪の点数［　　］＋⑫の点数［　　］＋
⑬の点数［　　］＋⑭の点数［　　］＋
⑮～⑯で最も点数が高かった項目の点数［　　］

合計　　　点

【評価】

0～5点	正常
6～10点	軽度
11～15点	中等度
16～20点	重度
21～27点	きわめて重度

⑨ 体重増加（最近２週間で）　※⑥〜⑨のうち最も点数の高いものを合計に算入

0点・体重は変わっていない、または、体重は減った
1点・少し体重が増えた気がする
2点・１キロ以上太った
3点・２キロ以上太った

⑩ 集中力／決断　※点数をそのまま合計に算入

0点・集中力や決断力はふだんと変わりない
1点・ときどき決断しづらくなっているように感じたり、注意が散漫になるように感じる
2点・ほとんどの時間、注意を集中したり、決断を下すのに苦労する
3点・読むことも十分にできなかったり、小さなことすら決断できないほど集中力が落ちている

⑪ 自分についての見方　※点数をそのまま合計に算入

0点・自分のことを、他の人と同じくらい価値があって、援助に値する人間だと思う
1点・ふだんよりも自分を責めがちである
2点・自分が他の人に迷惑をかけているとかなり信じている
3点・自分の大小の欠陥について、ほとんど常に考えている

⑫ 死や自殺についての考え　※点数をそのまま合計に算入

0点・死や自殺について考えることはない
1点・人生が空っぽに感じ、生きている価値があるかどうか疑問に思う
2点・自殺や死について、１週間に数回、数分間にわたって考えることがある
3点・自殺や死について１日に何回か細部にわたって考える、
　　　または、具体的な自殺の計画を立てたり、実際に死のうとしたりしたことがあった

⑬ 一般的な興味　※点数をそのまま合計に算入

0点・他人のことやいろいろな活動についての興味はふだんと変わらない
1点・人々や活動について、ふだんより興味が薄れていると感じる
2点・以前好んでいた活動のうち、1つか2つのことにしか興味がなくなっていると感じる
3点・以前好んでいた活動に、ほとんど全く興味がなくなっている

⑭ エネルギーのレベル　※点数をそのまま合計に算入

0点・ふだんのエネルギーのレベルと変わりない
1点・ふだんよりも疲れやすい
2点・ふだんの日常の活動（例えば、買い物、宿題、料理、出勤など）をやり始めたり、
　　　やりとげるのに、大きな努力が必要である
3点・ただエネルギーがないという理由だけで、日常の活動のほとんどが実行できない

⑮ 動きが遅くなった気がする　※⑮〜⑯のうち最も点数の高いものを合計に算入

0点・普段どおりの速さで考えたり、話したり、動いたりしている
1点・頭の働きが遅くなっていたり、声が単調で平坦に感じる
2点・ほとんどの質問に答えるのに何秒かかかり、考えが遅くなっているのがわかる
3点・最大の努力をしないと、質問に答えられないことがしばしばである

⑯ 落ち着かない　※⑮〜⑯のうち最も点数の高いものを合計に算入

0点・落ち着かない気持ちはない
1点・しばしばそわそわしていて、手をもんだり、座り直したりせずにはいられない
2点・動き回りたい衝動があって、かなり落ち着かない
3点・ときどき、座っていられなくて歩き回らずにはいられないことがある

日本語版自己記入式・簡易抑うつ症状尺度

① 寝つき　**※①～④のうち最も点数の高いものを合計に算入**

0点・問題ない
1点・寝つくのに30分以上かかったこともあるが、1週間の半分以下である
2点・寝つくのに30分以上かかったことが、1週間の半分以上ある
3点・寝つくのに60分以上かかったことが、1週間の半分以上ある

② 夜間の睡眠　**※①～④のうち最も点数の高いものを合計に算入**

0点・問題ない
1点・落ち着かない、浅い眠りで、何回か短く目が覚めたことがある
2点・毎晩少なくとも１回は目が覚めるが、難なくまた眠ることができる
3点・毎晩１回以上目が覚め、そのまま20分以上眠れないことが、1週間の半分以上ある

③ 早く目が覚めすぎる　**※①～④のうち最も点数の高いものを合計に算入**

0点・問題ない
1点・週の半分以上、起きなくてはならない時間より30分以上早く目が覚める
2点・ほとんどいつも起きなくてはならない時間より1時間早く目が覚めるが、最終的にまた眠れる
3点・起きなくてはならない時間よりも１時間以上早く起き、もう一度眠ることができない

④ 眠りすぎる　**※①～④のうち最も点数の高いものを合計に算入**

0点・問題ない
1点・24時間のうち、眠っている時間は、昼寝を含めて10時間ほどである
2点・24時間のうち、眠っている時間は、昼寝を含めて12時間ほどである
3点・24時間のうち、昼寝を含めて12時間以上眠っている

⑤ 悲しい気持ち　**※点数をそのまま合計に算入**

0点・悲しいとは思わない
1点・悲しいと思うことは、半分以下の時間である
2点・悲しいと思うことが半分以上の時間ある
3点・ほとんどすべての時間、悲しいと感じている

⑥ 食欲低下　**※⑥～⑨のうち最も点数の高いものを合計に算入**

0点・ふだんの食欲と変わらない、または、食欲が増えた
1点・ふだんよりいくぶん食べる回数が少ないか、量が少ない
2点・ふだんよりかなり食べる量が少なく、食べるよう努めないといけない
3点・まる１日（24時間）ほとんどものを食べず、食べるのは極めて強く食べようと努めたり、誰かに食べるよう説得されたときだけである

⑦ 食欲増進　**※⑥～⑨のうち最も点数の高いものを合計に算入**

0点・ふだんの食欲と変わらない、または、食欲が減った
1点・ふだんより頻回に食べないといけないように感じる
2点・ふだんと比べて、常に食べる回数が多かったり、量が多かったりする
3点・食事の時も、食事と食事の間も、食べすぎる衝動にかられている

⑧ 体重減少（最近２週間で）　**※⑥～⑨のうち最も点数の高いものを合計に算入**

0点・体重は変わっていない、または、体重は増えた
1点・少し体重が減った気がする
2点・１キロ以上やせた
3点・２キロ以上やせた

※慶應義塾大学医学部 藤澤大介准教授の研究グループが翻訳した日本語版を一部改変

Q9 「新型うつ病」が増えていると聞きましたが、どんな病気ですか？

「新型うつ病」という言葉は、いわゆるマスコミ用語であり、精神医学的に深く考察されたものではなく、病気としての定義もありません。これは「現代型うつ病」（松浪）、「逃避型うつ病」（広瀬）、「ディスチミア親和型うつ病」（樽味）などとして報告されている病型とも類似しています。

通常、マスコミで新型うつ病が取り上げられる場合、若年者の軽い抑うつ気分を指していることが多いようです。具体的には、次のような特徴があげられます。

●若年者に多く、全体に軽症で、訴える症状は軽症のうつ病と判断が難しい
●仕事で抑うつ的になったり、仕事を回避する傾向があるが、余暇は楽しく過ごせる
●仕事や学業上の困難をきっかけに発症する
●性格面で成熟度が低く、規範や秩序あるいは他者への配慮に乏しい

なお、新型うつ病が正式な病名でないとはいえ、本格的なうつ病の前ぶれの可能性があります。抑うつ気分が長く続くようなら医療機関を受診してください。（三村　將）

第2章

うつ病の症状・原因についての疑問14

Q 10
1日じゅう気分が落ち込み特に朝方にひどくなります。うつ病でしょうか？

ほとんど1日じゅう、ほぼ毎日2週間以上、気分が落ち込むなら、うつ病が疑われます。長引く抑うつは、うつ病の診断基準における重大な要件です（左ページを参照）。

うつ病の症状として現れる抑うつは、午前中、特に朝にひどい傾向があります。また、うつ病による気分の落ち込みは1日じゅう一定ではなく、朝は調子が悪くても、午後から夕方にかけて改善するケースが少なくありません（日内変動といいます）。

こうしたことに当てはまる人は、うつ病である可能性が高いと考えてください。

（三村　將）

抑うつは、朝に悪化しやすい

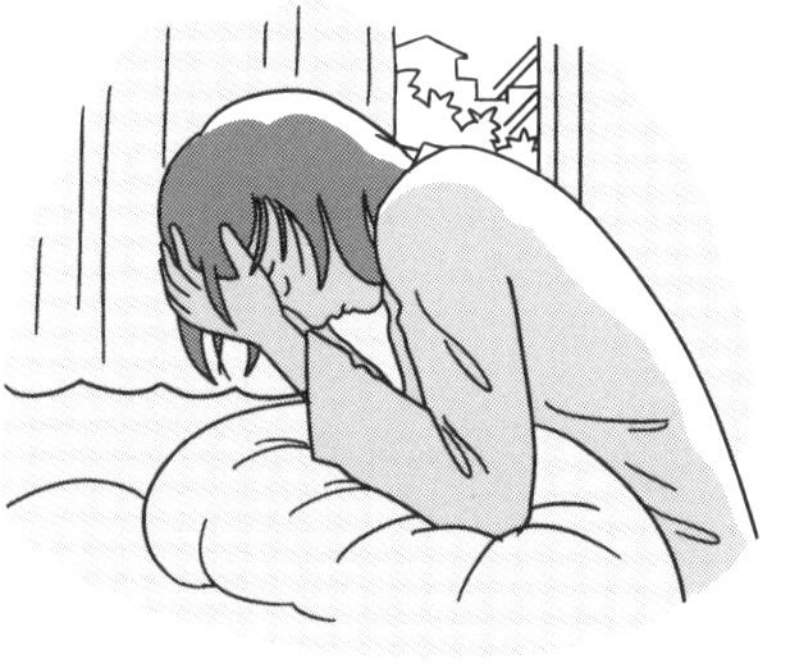

うつ病で現れる抑うつは、朝方に悪化しやすいのが特徴。ただし、午後から夕方にかけて気分の落ち込みが改善して元気になることも多い。これを日内変動という。

うつ病の診断基準

基準A・これまでとは違って、以下のうち５つ以上の症状がここ２週間続いている（１と２のいずれかを必ず含む）

1　ほとんど1日じゅう、ほとんど毎日、抑うつ気分である

2　ほとんど1日じゅう、ほとんど毎日、興味がない。喜びを感じない

3　食事療法を行っていないのに著しい体重減少・増加がある
または、ほとんど毎日、食欲減退・過食が見られる

4　ほとんど毎日、不眠あるいは過眠

5　ほとんど毎日、動作が遅い、口数が少ない、声が小さい、
焦燥感が強い、落ち着きなく体を動かす（第三者が確認できる）

6　ほとんど毎日、疲れやすく、気力がわかない

7　ほとんど毎日、「自分は無価値」「自分は悪い人間」と考え、
根拠のない自責の念にかられる

8　ほとんど毎日、思考力や集中力が低下し、物事の決断が困難

9　自殺について考える。あるいは自殺をする計画を立てている

基準B・それらの症状を著しく苦痛に感じ、仕事や学業、社会生活、日常生活に支障がある

基準C/D・それらの症状が以下の影響によるものではない

a……薬剤の副作用

b……アルコール

c……ほかの体の病気

d……ほかの心の病気

基準E・いつもとは違って異常なほど気分が高揚したり、開放的になったりしたことはない（躁状態にはならない）

➡　すべての基準に該当した場合、うつ病と診断される

出典：「DSM-5」（アメリカ精神医学会）を改変

Q 11

大好きだった趣味に興味がなくなり何もする気になりません。これはうつ病ですか？

物事に興味や関心を失うことは、長引く抑うつとともに、うつ病の診断基準（Q10を参照）における重大な要件です。大好きだった趣味に興味がなくなるだけでなく、意欲が低下して仕事や家事ができなくなることがあります。また、容姿に無頓着になって、着替えない、ヒゲをそらない、化粧をしないなど、見た目にも明らかな変化が現れることもあります。

興味や意欲が低下するのは、怠けているのではなく、やりたくてもできない状態です。もともと好きだったこと、楽しめていたことに対して興味や意欲が低下しているのであれば、うつ病の可能性が高いです。

（三村　將）

興味や意欲が低下する

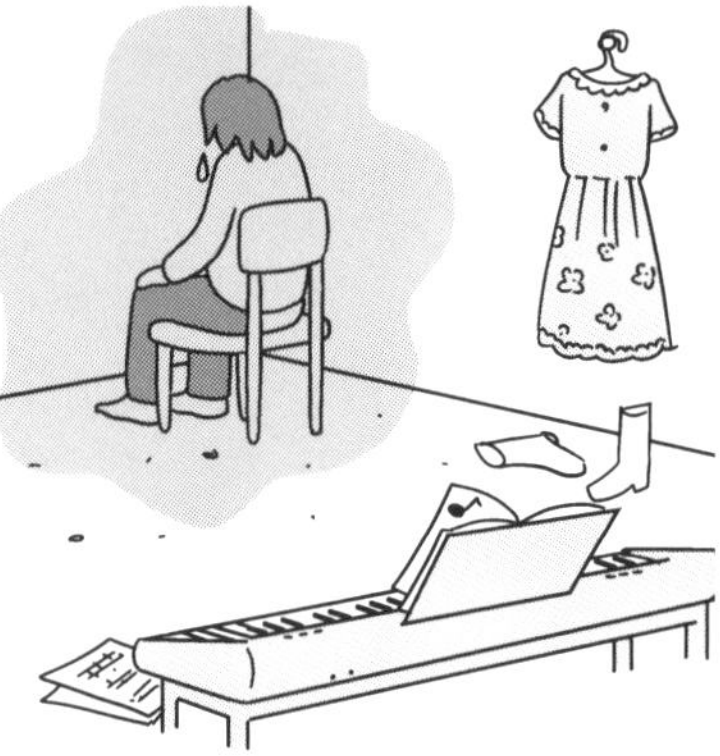

うつ病になると、趣味をやらなくなったり、仕事や家事ができなくなったりする。また、容姿に無頓着になって見た目がだらしなくなることも多い。

Q 12 最近、何を食べてもおいしくなく食事もめんどう。これはうつ病の症状ですか？

うつ病になると意欲が低下するため、食生活にも変化が起こります。

まず、大好きだった食べ物を口にしても、おいしいと感じられなくなります。何を食べても味けないため、食に対する関心は低下するいっぽうです。

やがて、食べることは楽しみではなくなり、1日3度の食事をとることがめんどうになってきます。通常、食欲も低下します。中には、空腹を感じているのに、食べたい気持ちになれない人もいます。

いずれにせよ、意欲が低下して食事量が減ると、必然的に体重は減少します。

逆に、うつ病になると、むなしい気分を紛らわせるように特定の食べ物を過食する人もいます。とりわけ、うつ病で血糖調節障害（血糖値を調節するホルモンのバランスが乱れた状態）のある人には、甘い物を過食する傾向が見られます。

抑うつが長く続き、1ヵ月間に体重が5％以上（体重が50キロの人なら2・5キロ）、減少あるいは増加した人は、うつ病が隠れている場合もあります。

（三村　將）

うつ病が疑われる食生活の変化

特徴1・好物を食べてもおいしいと感じられない

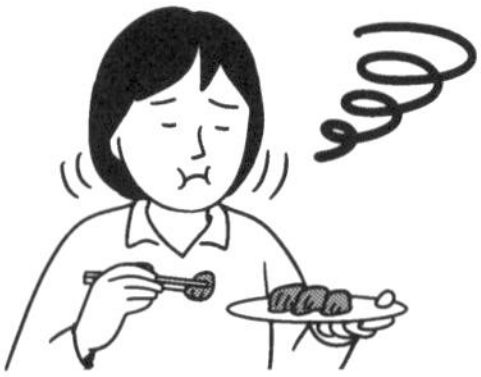

　以前は目のなかった大好物を食べていても、おいしいと感じられなくなる。食事に喜びを感じられないため、食べることへの関心はしだいに薄れる。

特徴2・食事が楽しみではなくなる

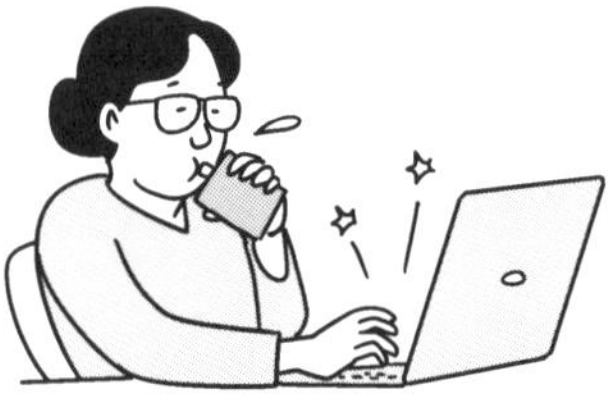

　食べることに喜びを見出せなくなると、食事をとるのがめんどうになる。そのため、食事をとらなかったり、粗食ですませたりすることが増える。

特徴3・食べたい気持ちにならず、体重が減少

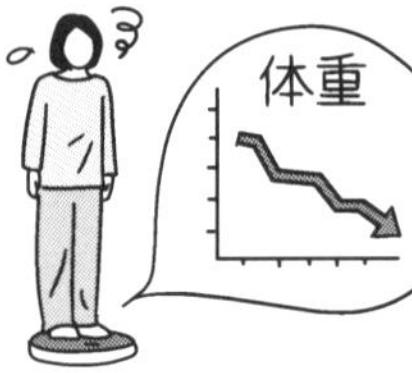

　たとえ空腹を感じたとしても、意欲が低下しているため、「食べたい」という気持ちがわかなくなる。その結果、食が細くなり、体重が減少する。

特徴4・過食（特に甘い物を好む）になり、体重が増加

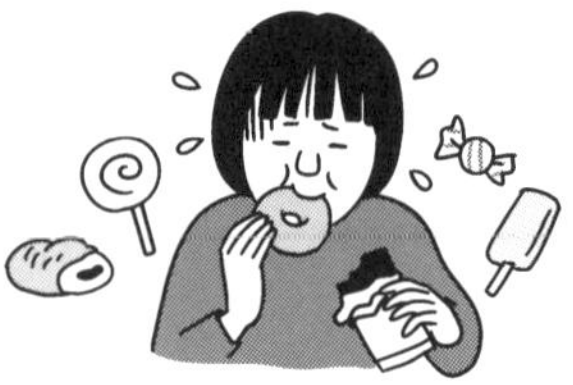

　むなしい気分を紛らわすため、特定の食べ物を過食することがある。とりわけ、甘い物を過食するケースが多い。その結果、肥満になって体重が増加する。

Q 13

最近寝つきが悪く、早朝に目覚めて眠れません。うつ病と関係がありますか？

不眠（睡眠障害）は、うつ病に伴って起こる典型的な症状です。

ひと口に不眠といっても、寝つきが悪い「入眠障害」、夜間に目が覚める「中途覚《かく》醒《せい》」、早朝に目が覚める「早朝覚醒」、ぐっすり眠れたという満足感が乏しい「熟眠障害」があります。

このうち、うつ病の人に多いのは中途覚醒や早朝覚醒です。夜中や明け方に目が覚めるようなら、うつ病の可能性があります。

ただし、不眠だからといって必ずしもうつ病とはかぎらないので、専門医による診断が不可欠です。（三村　將）

睡眠障害が起こりやすい

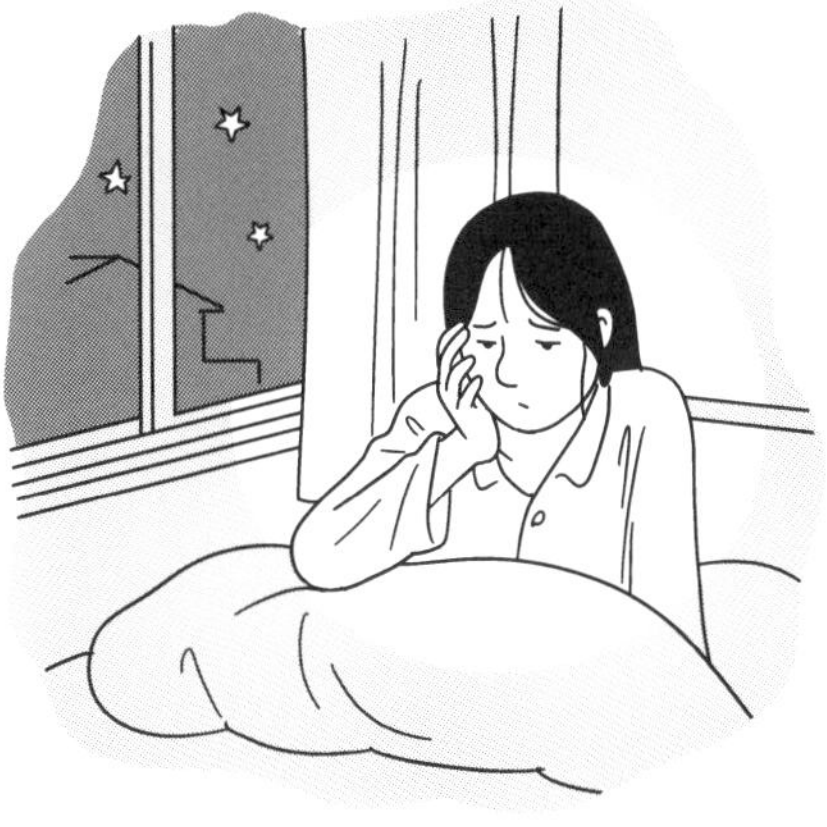

うつ病の人には、中途覚醒や早朝覚醒が起こりやすい。夜中に目覚めて眠れなくなったり、ふだんの起床時間よりも２時間以上早く目覚めたりする。

Q 14

体に異常はないのに疲れやすく、食欲も落ち体重が減って心配です。うつ病でしょうか？

うつ病の主な身体症状

感覚	頭痛、めまい、のぼせ、ほてり、肩こり、関節痛、味覚障害など
全身	倦怠感、体重増減、不眠など
循環器	動悸、息切れ、胸部圧迫感など
消化器	口の渇き、吐きけ、食欲不振など
泌尿器・生殖器	頻尿、性欲減退、月経不順など

うつ病になると疲れやすくなるほか、動作が遅くなったり、食事量が減って体重が減少したりすることがあります。ほかにも、うつ病に伴って、頭痛やめまい、腰痛、肩こり、息苦しさ、吐きけなど、さまざまな身体症状が現れることもあります（上の表参照）。

なお、うつ病の中には、抑うつはそれほどひどくないのに、体の症状が強く前面に現れることがあります。これは、一般的に「仮面うつ病」と呼ばれます。

仮面うつ病の人はたいてい内科などの身体科を受診しますが、検査を受けても異常が見つからないので適切な治療を受けられません。心の変調を察知したら、心療内科や精神科を受診してください。（三村　将）

Q15 最近頭の回転が悪くなりました。認知症でしょうか？それともうつ病の症状でしょうか？

うつ病になると、思考力や集中力が顕著に低下します。

具体的には、頭の回転が鈍くなって人の話が頭に入らなくなり、本を読み進めることも難しくなります。そのため、仕事や家事でミスが多発するほか、若い人は勉強に身が入らなくて成績が落ちたりすることがあります。

また、**うつ病になると自信を持てなくなるため、物事を判断したり、決定したりすることが困難になります。**重大な決断ができないのはもちろんですが、ささいなことでもあれこれ悩んでしまうので、日常的な買い物すら不自由します。

ところで、**高齢者のうつ病（Q16を参照）は、アルツハイマー型認知症と間違われることがあります。**うつ病では抑うつが強く、物忘れなどの思考力の問題が急に現れますが、認知症では抑うつが弱く、物忘れは半年から数年かけてゆっくりと現れます。

また、うつ病は薬物療法が有効ですが、認知症は薬を飲んでもあまり改善しません。**両者は違う病気ですが、うつ病を機に認知症を発症することがあります。**（三村　將）

Q16 高齢者もうつ病になりやすいそうですが、どんな特徴がありますか?

高齢者は、退職や加齢による引きこもり(社会との隔絶)、病気に対する不安、体の慢性的な痛み、親しい人との死別などをきっかけに、うつ病を発症することがあります。

高齢者のうつ病の場合、抑うつはそれほど強くなく、興味や関心を失ったり、意欲がなくなったり、体の不調(痛みや倦怠感《けんたい》)を訴えたりする傾向が目立ちます。また、微小妄想《もうそう》といって、まわりに迷惑をかけている(罪業妄想)、お金がなくなってしまった(貧困妄想)、体の病気になってしまった(心気妄想)などと思い込んで訂正できない症状もよく見られます。

さらに、**物忘れがひどくなったり、場所や日時がわからなくなったりすることもあり、認知症と間違われることも少なくありません。**これは「仮性認知症」と呼ばれますが、うつ病と認知症は違う病気であり、治療法も異なるので区別する必要があります。

高齢者は、不安や焦りを感じても医師に訴えることはあまりありません。家族が異変を察知したら、まずはかかりつけ医に連れて行って相談してください。(三村 將)

Q 17 更年期に入ってから憂うつで不眠が続いています。うつ病の可能性はありますか？

女性は、更年期（閉経する前後の時期）を迎える50歳前後になると女性ホルモンの分泌《ぶんぴつ》が急減して、不眠、倦怠《けんたい》感、めまい、頭痛、関節痛、肩こり、ほてり、のぼせ、発汗、冷え、動悸《どうき》といった不定愁訴《しゅうそ》（原因不明の体調不良）に悩まされるようになります。こうした閉経前後に起こる一連の症状を「更年期障害」といいます。

更年期障害が起こると抑うつに悩まされる人が多く、うつ病を発症するケースも珍しくありません。一説によると、更年期に入ると、それまでに比べてうつ病の発症率が2倍になるといわれています。ですから、更年期に入ってから抑うつや不眠が続いている人は、うつ病の可能性が考えられます。

更年期障害とうつ病は身体症状に共通点があり、右にあげた不定愁訴は、うつ病の人にもよく起こります。そのため、うつ病を併発しているのに見過ごされ、更年期障害の診断しか受けていない人も多いのです。更年期障害で抑うつが現れているなら、婦人科だけでなく心療内科や精神科を受診してみてもいいでしょう。

（三村　將）

Q18

たまに「死にたい」と思うことがあります。うつ病でしょうか？

「このまま消えてしまいたい」「死にたい」などと一時的に考えることを専門的には「希死念慮《きしねんりょ》」といいます。これは、自殺に至る第一段階です（上のチャートを参照）。希死念慮が続く人は、すでにうつ病を発症している可能性もあります。

自殺は、うつ病で最も気をつけなければならないことです。通常、うつ病の人の「死にたい」という気持ちは段階的に強くなりますが、焦燥感が高まって突然、自殺に至ることもあります。

そうした事態を未然に防ぐためにも、希死念慮に心当たりのある人は、速やかに専門医に相談してください。

（三村　將）

死を考えることは危険なサイン

1. 希死念慮
たまに「死にたい」などということはあるが、自殺を実行する段階ではない。

▼

2. 自殺念慮
希死が長く続き、「死ねばらくになれる」など、自殺の意図が具体的に現れる。

▼

3. 自殺準備行為
自殺する場所や手段を考えて実際に準備したり、身辺整理をしたりする。

Q19 出産後にうつ病になり子供に愛情がわきません。どうしたらいいですか？

妊娠中、または出産後だいたい4週間以内に発症するうつ病を「周産期のうつ病」といいます。出産前後の女性は、体内で女性ホルモンのバランスが大きく乱れ、精神面では子育ての不安や負担、ストレスが重くのしかかります。また、出産後は授乳やオムツの交換に追われて満足に眠れない状態が続き、たいてい心身が激しく疲弊します。

一説によると、妊婦さんの約15％がうつ病を発症する恐れがあり、約50％が出産前からうつ状態に陥っているといわれています。ですから、妊婦さんの多くが、うつ病と隣り合わせといっても過言ではないでしょう。

出産後のうつ状態は広く「マタニティブルー」と呼ばれます。マタニティブルーの症状は比較的軽く、数日から数週間で自然に治ることもありますが、周産期のうつ病になると、適切な治療を受けなければ回復しません。うつ病が原因で育児放棄に至ることもあるので、出産前後に強い不安やストレスを感じたら、産婦人科の担当医や保健所、子育て支援センターなどに相談してください。

（三村　將）

Q20 毎年冬になると気分が落ち込みやる気が起こりません。原因はなんですか？

うつ病の患者さんの中には、ある季節の始まりに抑うつがひどくなり、その季節が終わると軽快する人がいます。このように、発症時期に規則性が認められるうつ病を「**季節性のうつ病**」（季節性感情障害、ＳＡＤともいう）といいます。

多くの場合、季節性のうつ病は秋から冬にかけて発症し、春先の暖かい季節になると回復して元気になります（冬季うつ病）。これは、毎年同じ時期に発症と寛解（病気の症状がよくなること）をくり返す、一種の再発性のうつ病です。

季節性のうつ病が起こる原因は解明されていませんが、日照時間が関係しているのではないかと考えられています。ふだん、私たちは日光を浴びることで、睡眠と覚醒《かくせい》のリズム（体内時計。概日《がいじつ》リズムともいう）が整えられ、心身の健康を保っています。しかし、秋から冬にかけて日照時間は急に短くなって、体内時計の調節にかかわるメラトニンというホルモンの分泌《ぶんぴつ》が乱れやすくなります。そのため、体内時計にトラブルが起こって抑うつを招いてしまうのかもしれません。

（三村　將）

Q21 私は何が原因でうつ病になってしまったのでしょうか？

Ｑ６でも述べたように、うつ病は、患者さんの性格や生活環境、思考パターンなどが複雑に絡んで発症すると考えられています。一概に、うつ病の原因を断定することはできませんが、「ストレス」が重大な誘因であることは確かでしょう。

現代社会は、さまざまなストレスに満ちており、その原因は対人関係の悩みのほか、離婚、リストラ、死別、病気、事故、災害などさまざまです。また、進学や就職、結婚、昇進といった喜ばしい出来事が心理的な負担になることもあります。

本来、私たちは、ストレスを受けてもそれに対処する心身の働きが備わっています。具体的には、ストレスに打ち勝とうとして体温や血圧、血糖値が上昇し、筋肉や神経の活動が活発になるのです。しかし、ストレスに適応するためのエネルギーが不足すると心身の働きが衰え、うつ病を発症することがあります。

ストレスに適応するエネルギーは、いつ枯渇するかわかりません。多くのストレスを抱えて重圧につぶされないように気をつけてください。

（三村　將）

うつ病発症の引き金になるストレス要因

その1・対人関係

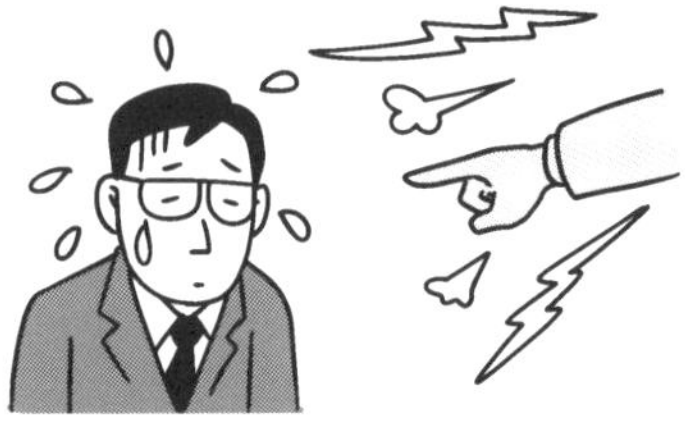

職場の同僚や取引先とのつきあい、夫婦・親子の不和、両親や配偶者の介護、近隣トラブルなど。若い人は友人、恋人との関係のもつれも要因になる。

その2・環境の変化

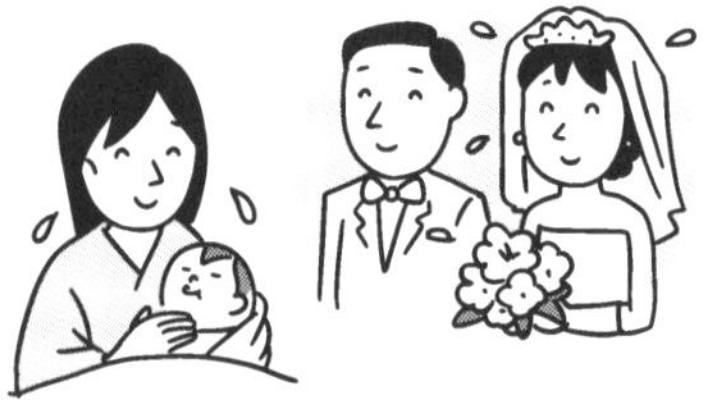

長時間労働、左遷といったマイナスの事柄だけでなく、就職、昇進、結婚、出産、マイホーム購入といった喜ばしい出来事も心理的な重圧になることがある。

その3・喪失体験、被災

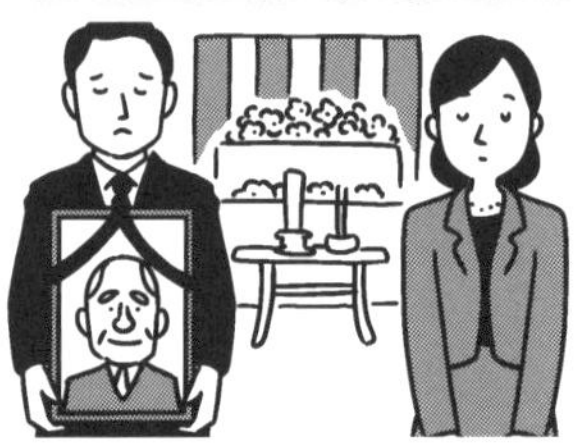

親しい人との死別、失業、離婚、失恋、子供の独立といった喪失体験や、地震、洪水、津波、土砂崩れなどによる被災も、大きなストレスになる。

その4・病気、体調の変化

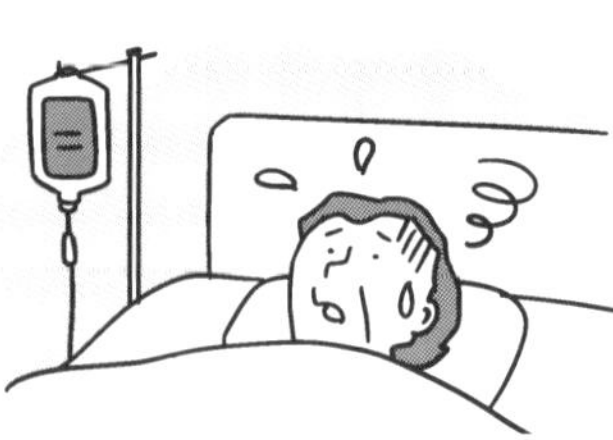

がんなどの大病を患うと、強い不安にさいなまれるようになる。また、糖尿病や腰痛などの慢性疾患、周産期・更年期による体調の変化も抑うつを招く。

Q22 糖尿病の人はうつ病になりやすいというのは本当ですか？

高血圧や脂質異常症とともに生活習慣病の一つである「糖尿病」は、うつ病を併発しやすい病気です。糖尿病の患者さんは、健康な人に比べてうつ病の発症率が２倍以上といわれています。また、アメリカで行われた研究によると、糖尿病の患者さんの15〜20％が大うつ病性障害（うつ病）にかかっていると報告されているのです。

糖尿病になると、血糖値のコントロールのために服薬や厳しい食事制限、運動療法が必要になり、場合によっては食事のたびにインスリン注射（インスリンは血糖の調節をするホルモン）を打たなければなりません。ですから、糖尿病は、患者さんにとって心理的な負担が大きく、うつ病を招きやすい病気といえるでしょう。

ただし、２型糖尿病（生活習慣の乱れで起こる後天的な糖尿病）の場合は、80〜90％が本格的なうつ病の発症前から抑うつが存在していたという報告もあります。糖尿病とうつ病が併発しやすい理由については不明ですが、患者さんになんらかの生物学的な共通点があるのではないかと推察されます。

（三村　將）

Q 23 心筋梗塞やがんの人にうつ病が多いのはなぜですか？

身体疾患のうつ病併発率

脳血管疾患（脳梗塞など）	17 ～ 27%
心疾患（心筋梗塞など）	14 ～ 19%
悪性腫瘍（がん）	22 ～ 29%
アルツハイマー型認知症	30 ～ 50%
慢性痛を伴う身体疾患（腰痛など）	30 ～ 54%

出典：Evans et al.,2005

うつ病はさまざまな身体疾患《しっかん》とともに発症します。特に、うつ病を併発しやすい身体疾患は上の表のとおりです。この中に、日本で死亡原因の上位を占める心筋梗塞《こうそく》、がん、脳梗塞があることに注意しなければなりません。

そもそも、私たちの心と身体機能は密接に結びついています。そのため、命を脅かすような病気にかかると、心の問題が表面化するのではないかと考えられます。

これらの大病にかかってうつ病を併発すると、服薬やリハビリテーションをきちんと行えなくなることがあり、身体疾患の悪化が懸念されます。ですから、うつ病の治療も並行して行うことが重要です。身体疾患とうつ病とは双方向に関係しているといえるでしょう。（三村 将）

第3章

うつ病の受診・検査・診察についての疑問9

Q24 家族に「うつ病ではないか」といわれましたが、受診すべきでしょうか？

うつ病の症状は、心と体の両方に現れます。それも一つではなく、いろいろな形で出てきます。次にあげるサインがあれば、早めに受診したほうがいいでしょう。

心の症状で顕著なのが「抑うつ気分」と「意欲の低下」です。特に朝、憂《ゆう》うつだったり、気分が落ち込んだり、何事にもやる気が起きなかったり、これまで好きだった趣味や楽しかった友人、家族などとの会話がつまらないと感じるようになったりします。それはもしかしたら、うつ病のサインかもしれません。

体の症状としては、寝つきが悪くなり、眠りが浅かったり、夜中に何度も目が覚めたりすることがあります。そして一日じゅう体がだるかったり、疲労感が残っていると感じたりします。ほかにも頭痛や関節の痛み、筋肉の張り、暑くないのに発汗するなどの症状があります。こうした症状があれば精神科やメンタルクリニックを受診してください。診察の結果、うつ病でなければ安心できますし、仮にうつ病と診断されても、軽いうちに治療すれば短期間で回復できることもあります。

（野村総一郎）

Q25 うつの疑いで相談するならどの診療科がいいですか？

うつ病のサインに気がついたら、早めに医師に相談してください。自分で診療科の判断がつかないというのであれば、かかりつけ医に相談するのも一つの方法です。心と体の状態を話せば、専門医を紹介してくれることもあります。

専門の診療科としては、精神科や神経科があります。そういった病院やクリニックはハードルが高いというのであれば、ストレスによる体の病気である心身症を専門としている心療内科でも対応してくれます。同じような名前で、神経内科というのもありますが、こちらは脳梗塞《こうそく》などの血管や神経の障害を専門とする診療科です。

仕事でのストレスが大きく、それが原因だと思われる人は、職場に産業医がいるのであれば、その医師に相談しても大丈夫です。地域の保健所や保険福祉事務所、精神保健福祉センターなども相談に応じてくれます。自治体によっては、行政がメンタルヘルス専用の相談窓口や電話相談、精神科医が相談を受けてくれたりする日を設けている場合もあります。

（野村総一郎）

Q26 うつ病治療に熟練した医師を探すにはどうしたらいいですか？

Q25でもお答えしましたが、うつ病の診療科は精神科や神経科、あるいは精神神経科で、心療内科でも受診が可能です。医療機関によってはメンタルクリニックやメンタルヘルス科という表記をしているところもあります。インターネットなどで検索して調べるのもいいでしょう。

数が多すぎて絞り込めないという場合は、日本精神神経学会の専門医・指導医の資格の有無を確認してみるのもいいでしょう。同学会では、精神医学や医療にかんして定められた実務経験を持ち、専門性の高い知識や技能を確かめる審査に通過した医師を「日本精神神経学会専門医」、専門医を指導する医師を「指導医」として認定しています。日本精神神経学会のホームページ（https://www.jspn.or.jp/modules/senmoni/）では、専門医・指導医の名前を掲載しています（名前・地域のみ）。候補とする医師の名前から、専門医・指導医の資格の有無を確認してみてください。うつ病治療に熟練した医師探しのヒントになるはずです。

（野村総一郎）

Q27 初診のとき、医師に何をどう伝えればいいですか？

受付は通常の内科や外科と同じです。その後も、やはり同じように病歴や、現在主に困っていることなどを問診票に記入したり、いつごろから続いているか、現在なんらかの病気などで継続して服用している薬がないかなどを聞かれます。

それから医師による診察が始まりますが、緊張することはありません。**生活の中で悩んだり困ったりしていることを、自分なりの言葉で話して伝えてください。**また、仕事や生活環境が変わったなど、思い当たる原因はないかなどを話してください。

このような会話の中から、医師は患者さんの話しぶりや表情、全体的なようすなどから、総合的にうつ病かどうかを判断していきます。

もし、うまく話せる自信がないのであれば、自分の症状をメモしたり、家族に同伴してもらったりするのもいいでしょう。うつ病の診断では、ご家族からの情報が助けになることがあります。また、次ページにあげるようなチェックリストを作って優先順位をつけておくと、伝えたいことや聞きたいことの整理ができます。

（野村総一郎）

受診前のチェックリスト

診察のさいに医師に伝えたい項目や聞きたい質問をチェックしてください。伝えたいものが整理できます。優先順位で番号をふっておくといいでしょう。

●症状について

- □１日じゅう、憂うつ感や気分の落ち込みを感じる
- □何をやっても楽しいとは思えない
- □自分は価値のない人間だと思ってしまう
- □不眠が続いている、逆に眠りすぎることがある
- □いつもイライラして焦燥感を感じてしまう
- □何を食べてもおいしいとは思えない
- □考えがまとまらず、判断がつかない
- □１日じゅう、体がだるく、疲労感を感じる
- □肩こりや頭痛が続く

●うつ病の原因について

- □職場の人間関係がうまくいっていない
- □仕事量が多く、休日が少ない
- □職種が希望しているものと違う
- □最近転職した
- □家族関係がうまくいっていない
- □最近、身近な人との別れがあった

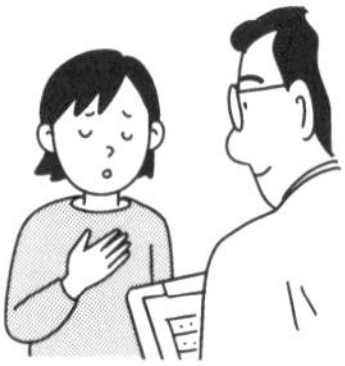

●うつ病や治療の経過について

- □以前の自分に戻れますか？
- □治療を始めてからも、症状には波がありますか？

●治療方法について（薬物療法の効果）

- □抗うつ薬には、どのような効果がありますか？
- □自分に合う抗うつ薬を、どうやって選ぶのでしょうか？

●治療方法について（安全性について）

- □抗うつ薬には副作用はありませんか？
- □飲みはじめると、薬をやめられなくなることはありますか？
- □いっしょに飲んではいけない市販薬やサプリメントはありますか？

Q 28 うつ病の診察ではどのような検査が行われますか？

一般的なクリニックでは、尿と血液を採取し、体温、血圧、体重などを測定します。ふつうの健康診断で行うものと同じで、血糖値、甲状腺《せん》機能、肝機能・腎《じん》機能などの値から内臓に疾患《しっかん》がないかを検査して、投与する抗うつ薬などを決めるために行います。これに加えて、総合病院などでは、ＣＴスキャン（コンピュータ断層撮影）やＭＲＩ（磁気共鳴撮影）、脳波検査、心理検査などが行われることがあります。

最近では科学的かつ客観的な診断の補助になる、「光トポグラフィー検査」を行う医療機関もあります。これは近赤外線で頭部の血流量を測定して、うつ病や双極性障害、統合失調症などを判断するものです。それぞれの病気には典型の血流量のパターンがあるので、その数値をグラフ化して客観的に診断します。また、うつ病の症状が改善すると、脳の側頭葉という部分の血流量が改善される（増加する）ことも示唆されているので、今後は治療効果の評価にも応用できるのではないかと期待されています。

（野村総一郎）

うつ病の診断で行われる主な検査

血液検査・尿検査	糖尿病や甲状腺機能低下症、甲状腺機能亢進症、低血糖、膠原病（関節リウマチなど）、アルコール依存症でも、うつ症状が現れることがあるため、血液検査でうつ状態を呈する可能性のある疾患がないかどうかを確認する。 また、薬は主に肝臓で分解され、腎臓でろ過されて尿として排泄されるため、肝機能と腎機能に異常がないかを調べ、処方する薬を判断する。
CT スキャン（コンピュータ断層撮影）	うつ状態の原因が、脳内にないかどうかを調べるためにＸ線を利用して頭部の中を段階的に撮影していく。
ＭＲＩ（磁気共鳴撮影）	CT スキャンがＸ線を使って撮影するのに対し、ＭＲＩは、強い磁場と電波を使って断層撮影を行う。
光トポグラフィー	近赤外線で頭部の血流量を測定して、うつ病や双極性障害、総合失調症などを判断する。「プローブ」と呼ばれる血流量を調べる装置を頭にかぶり、正面にある画面を見ながら、音声ガイダンスに従って質問に答えていくことで測定する。
脳波検査	脳波検査で脳の活動のようすを測定することもある。脳磁図や、機能的ＭＲＩ、近赤外線分光法などがあるが、実施できる施設はかぎられる。
心理検査	質問用紙の項目をチェックして点数を計算したり、面接を通して自分でも気がつかない深層心理を評価したりするなど、さまざまな形の心理検査がある。

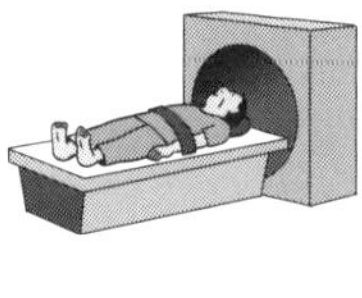

Q29 うつ病ではどんな治療が主に行われますか？

うつ病治療の基本は薬物療法です。中心となるのは「抗うつ薬」と呼ばれる薬で、うつ病特有の症状を改善し、再発を防止する働きがあります。うつ病の患者さんの脳内では、情報を伝達するセロトニンやノルアドレナリンといった神経伝達物質の量が低下することがわかっています。神経伝達物質は、脳神経細胞の先端にある「シナプス」でやり取りされます。主に使われる抗うつ薬は、神経伝達物質の量を増やすもので、「選択的セロトニン再取り込み阻害薬」（ＳＳＲＩ）と呼ばれます。

もう一つが精神療法で、「認知行動療法」と「対人関係療法」などがあります。認知行動療法は、否定的な思考パターンに陥りがちな患者さんに対して、専門知識を持つ医師との話し合いなどによって客観的に問題を整理し、前向きな思考パターンにするものです。対人関係療法は、うつ状態を引き起こす原因となった対人関係の問題を解消することによって、ストレスを軽減する目的で行われます。

これらの精神療法は薬物療法と並行して行われます。患者さんの状態によって、実施期間や方法が違ってくるので、医師の指示に従ってください。

（野村総一郎）

Q30 治療中によくなったり悪くなったりをくり返していますが、このままでいいでしょうか?

治療の過程で症状がよくなったり、少し後戻りしたりすることは、うつ病ではよくあることです。症状の変化、波があるのもうつ病の特徴です。よくなったり悪くなったりをくり返しながら回復していく病気なのです。少しよくなると仕事や家事をがんばってしまいがちですが、そうすると次に悪くなったときに、症状の度合いが以前より悪くなることもあります。

特に薬物療法で使われる抗うつ薬は、服用を始めてもすぐに効果が現れるものではありません。個人差もありますが、少なくとも2~4週間程度はかかります。自分で「効かない」と判断して服用を中止したり、「改善してきた」と考えてやめたりするのもいけません。医師の指示どおりに服用するようにしてください。

また、うつ病は症状がなくなっても再発しやすい病気だということも忘れてはいけません。特に抗うつ薬は、症状が改善されてからも1年以上飲みつづけなければならない場合もあります。焦らず、じっくりと治療に取り組んでください。(野村総一郎)

Q31 いくら通院しても治りません。治療をやめてもいいですか？

症状がよくならないと感じるのであれば、まずは現在治療を受けている医師に相談してください。自分がどのような点で治癒《ちゆ》・回復に向かっていないと感じているのかを伝えることが大切です。

Q30でもお答えしましたが、うつ病の治療では長い時間を要することが少なくありません。その間も調子がいい時期や悪い時期をくり返しながら徐々に回復に向かっていきます。性急な回復を期待したり、めざしたりすると、焦る気持ちがよけいに症状を悪化させることになり、かえって回復に時間を要することもあります。

よくならない自覚症状について十分に医師と話し合い、お互いに理解し合えれば、使う薬を替えてみたり、精神療法の方針を変化させたりすることで効果が出てくる場合もあります。一般にうつ病は比較的予後がいい病気だと考えられていますが、治療が不十分だったり、治らないからと治療を中止したりすると、再発や慢性化しやすいという一面もあります。

（野村総一郎）

Q 32 うつ病はよくなっても再発しやすいといいますが、対処法はありますか?

再発を予防するためには、回復してふつうの生活や職場に復帰したあとも、薬による治療を続けることが大切です。抗うつ薬には、症状を改善する効果に加えて、患者さんの以前の生活レベルの状態を維持させるという働きもあります。抗うつ薬をどれくらいの量で、どれくらいの期間続けるかは、医師とじっくりと話し合うことが大切になります。通常は、**回復してからも6ヵ月間の服用の継続が推奨されています**。また、急に服用を中止すると離脱症状(服用を中止したときに起こる身体的・精神的症状)が現れることがあります。そのため、段階的に減薬していく必要があります。

ほかにも、**仕事量を半分程度にして十分な休養を取るなどの生活改善を心がけてください**。物事をポジティブにとらえるようにする訓練(認知行動療法)などが必要な場合もあります。一度うつ病を患って回復すると、自分のまわりの環境や仕事、生活パターンがどう変化すると症状が出るのかがわかるようになります。そのさいには、**ストレスの原因になっている事象を取り除くようにすることが大切です**。(野村総一郎)

第4章

うつ病の薬物療法についての疑問17

Q33 うつ病ではどんな薬物療法を行いますか？

うつ病だと診断されて最初に処方されるのが、「抗うつ薬」です。ただし、この薬の効果はすぐには現れません。しばらく服用を続けることで、少しずつ症状が改善されていくという特徴があります。

うつ病の症状には、気分の落ち込みや不安、イライラや不眠、食欲の低下などさまざまなものがありますが、これらは脳の中で神経伝達物質がうまく循環しないことで起こります。この悪循環を改善するための薬が抗うつ薬です。最初は少量の服用から始め、少しずつ増やしていき、患者さんに合った量を決めます。

抗うつ薬は効果が出るまで2～4週間かかるので、患者さんの症状に合わせて、「抗不安薬」や「気分安定薬」、「抗精神病薬」に「睡眠薬」などを併せて処方して、ようすを見ながら治療を施していくことになります。

初めてうつ病になって抗うつ薬を処方されると、副作用への不安感や抵抗感などを持つ人もいますが、担当医の指示を守って服用してください。そして、副作用が出たらすぐに担当医に相談してください。

（貝谷久宣）

Q34 うつ病の薬の種類と効果を教えてください。

抗うつ薬は大きく6種類に分類されます。「選択的セロトニン再取り込み阻害薬」（SSRI）、「セロトニン・ノルアドレナリン再取り込み阻害薬」（SNRI）、「三環系抗うつ薬」、「四環系抗うつ薬」、「ノルアドレナリン作動性・特異的セロトニン作動性抗うつ薬」（Na《ナ》S《ッ》SA《サ》）、そして「セロトニン再取り込み阻害・セロトニン受容体調節薬」です。

ＳＳＲＩは現在最も多く使われている薬で、脳内物質のセロトニンの再取り込みだけを阻害して、アセチルコリンなどのほかの神経伝達物質には作用しません。そのため三環系や四環系に比べて副作用が少ないのが特徴です。ＳＮＲＩはセロトニンとノルアドレナリンの再取り込みも阻害します。それによってノルアドレナリンの働きを高め、意欲を向上させるといわれています。

三環系は、古く１９５０年代から使われています。セロトニンとノルアドレナリンの再取り込みの阻害を目的としていますが、ほかの神経伝達物質にも作用するため副作用が出やすい薬です。四環系は三環系の副作用を克服するために開発されました。

ノルアドレナリンに作用し、セロトニン再取り込み阻害作用はありません。

ＮａＳＳＡは２００９年に承認された薬で、セロトニンやノルアドレナリンの再取り込みを阻害するのではなく、働きを強化する作用があります。セロトニン再取り込み阻害・セロトニン受容体調節薬は２０１９年に承認された最も新しい抗うつ薬で、セロトニン再取り込み阻害作用に加え、セロトニン受容体調節作用を持つ新しい作用機序を持つ薬で、比較的速効性があり、適用範囲が広いのが特徴です。（貝谷久宣）

うつ病の薬物療法の流れ

抗うつ薬を処方
・ＳＳＲＩまたはＳＮＲＩ
・抗不安薬

↓ 効きはじめるまでに２〜４週間かかる ↓

効果あり
６〜７割の患者さんに改善が見られる

効果なし
薬を変更または追加する
例）三環系、四環系に切り替える、ＳＳＲＩを服用していた場合にはＳＮＲＩに、ＳＮＲＩを服用していた場合にはＳＳＲＩにする、両者を組み合わせる　など

ほかの抗うつ薬の効きめが遅い場合はＮａＳＳＡを使用することもある

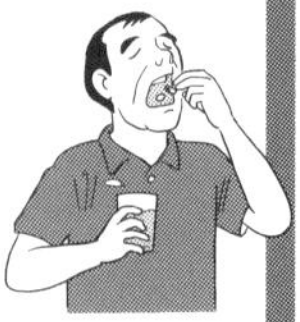

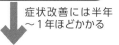

↓

効果・副作用を確認しながら、薬の種類や量を調整して継続

↓ 症状改善には半年〜１年ほどかかる

効果あり
最終的には９割くらいの患者さんに改善が見られる

↓

再発予防
症状が改善したあとも、再発予防のために１年以上の抗うつ薬の維持療法が必要

主な抗うつ薬の特徴

分類名	一般名	特徴
ＳＳＲＩ （選択的セロトニン再取り込み阻害薬）	フルボキサミン パロキセチン セルトラリン エスシタロプラム	・セロトニンの再取り込みを選択的に阻害。 ・三環系・四環系に比べると副作用が少ない。 ・第一選択薬の主流。
ＳＮＲＩ （セロトニン・ノルアドレナリン再取り込み阻害薬）	ミルナシプラン デュロキセチン	・セロトニンとノルアドレナリンの再取り込みを選択的に阻害。 ・ＳＳＲＩと並ぶ第一選択薬。 ・効果はＳＳＲＩと同等。
三環系 抗うつ薬	第1世代 ノルトリプチリン アミトリプチリン トリミプラミン イミプラミン クロミプラミン 第2世代 アモキサピン ドスレピン ロフェプラミン	・セロトニンとノルアドレナリンの再取り込みを阻害。 ・高い抗うつ効果が期待できる一方で、ほかの神経伝達物質にも作用するため、副作用が起こりやすい 。 ・ＳＳＲＩ、ＳＮＲＩが効かない人が主な対象。
四環系 抗うつ薬	マプロチリン ミアンセリン セチプチリン	・ほかの抗うつ薬よりも速効性があり副作用は出にくいが、抗うつ効果が弱い傾向がある。 ・眠けを誘う作用があり、不眠を伴ううつ病で処方されることが多い。
ＮａＳＳＡ （ノルアドレナリン作動性・特異的セロトニン作動性抗うつ薬）	ミルタザピン	・新しい抗うつ薬。 ・ＳＳＲＩ、ＳＮＲＩとは異なった作用によりセロトニンとノルアドレナリンの働きを強化する。 ・速効性が高く、副作用が少ない。 ・強い鎮静作用がある。
セロトニン再取り込み阻害・セロトニン受容体調節薬	ボルチオキセチン 臭化水素酸塩	・最も新しい抗うつ薬。 ・ＳＳＲＩ作用とともにセロトニン受容体調節作用により効果を高める。 ・比較的速効性があり、適応範囲が広い。

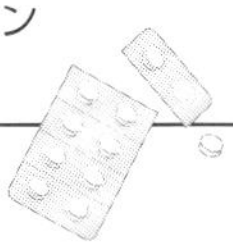

Q35 抗うつ薬にはどんな副作用がありますか？

抗うつ薬は、一般に、薬を服用しはじめた初期のころに副作用が多く出現するとされています。

SSRIは副作用が少ないとはいわれていますが、吐《は》きけや食欲不振、便秘などの消化器系の不調が起こることがあります。人によっては、性欲の低下や体重の増加があるという報告もあります。また、服用量を増やしたときに、不安やイライラ、パニック発作などの「アクチベーション・シンドローム」と呼ばれる精神症状が出ることがあります。SNRIはSSRIよりも消化器系への副作用が少ないのですが、排尿困難や高血圧、アクチベーション・シンドロームが起こることがあります。

三環系の場合は、口の渇きや便秘、排尿困難、立ちくらみ、そして眠けや倦怠《けんたい》感が出ることがあります。四環系はほかの抗うつ薬よりも速効性があるとされていて、三環系同様の副作用が出ますが、三環系よりも軽度だとされています。

NaSSA《ナッサ》は副作用が少ないのですが、それでも人によっては眠けや倦怠感、口の渇きや便秘などの副作用が出ることがあり、アクチベーション・シンドロームも報告されています。セロトニン再取り込み阻害・セロトニン受容体調節薬は、主な副作用として、吐きけ、眠け、頭痛などが報告されています。ただし、これまでの抗うつ薬よりも副作用は弱めとされています。

こうした副作用を感じたときには、すぐに主治医に相談してください。（貝谷久宣）

主な抗うつ薬の副作用

分類名	副作用
ＳＳＲＩ（選択的セロトニン再取り込み阻害薬）	・食欲不振、吐きけ、便秘などの消化器症状。 ・性欲低下、体重増加。 ・アクチベーション・シンドローム＊。
ＳＮＲＩ（セロトニン・ノルアドレナリン再取り込み阻害薬）	・消化器系の副作用がＳＳＲＩより少ない。 ・排尿困難が起こることがある。 ・アクチベーション・シンドローム＊。
三環系抗うつ薬	・口の渇き、便秘、排尿困難、立ちくらみ、眠けや倦怠感など。 ・第２世代の抗うつ薬は第１世代よりも抗コリン作用（便秘など）が弱い。
四環系抗うつ薬	・眠け、めまい、ふらつき、頭痛などの精神神経系症状。 ・口の渇き、便秘、吐きけ、食欲不振などの消化器症状。 ・ほかの原因がなく高熱が出る、汗をかく、手足が震える、脈が速くなるなどの症状が見られることがある。
ＮａＳＳＡ（ノルアドレナリン作動性・特異的セロトニン作動性抗うつ薬）	・眠け、傾眠、めまい、頭痛などの精神神経系症状。 ・口の渇き、便秘、吐きけ、胃部不快感、腹痛などの消化器症状。 ・アクチベーション・シンドローム＊。 ・まれに肝機能障害。
セロトニン再取り込み阻害・セロトニン受容体調節薬	・吐きけ、眠け、頭痛など。 ・まれに、不安、興奮、発汗、発熱、手の震え、けいれんや意識障害、全身の倦怠感、頻尿、のどの渇きなど。 ・従来の抗うつ薬より副作用は弱め。

＊アクチベーション・シンドローム＝抗うつ薬の服用開始（多くは２週間以内）や増量に伴って、不安やイライラ、焦燥、パニック発作、不眠といったさまざまな症状が出現することがあり、これらの精神症状を総称する言葉。

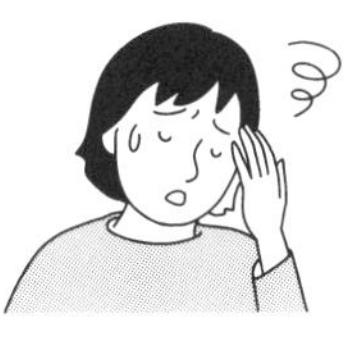

Q36

薬物療法は絶対に必要ですか?

心療内科や精神科の薬の服用に抵抗感を持つ人は少なくありません。しかし、うつ病は、脳内の神経伝達物質がうまく循環しなくなっている病気です。それを改善するには、高血圧や生活習慣病などの病気と同様に、適切な薬物治療が必要になります。

うつ病の患者さんの中には、3ヵ月から1年ほどで自然と治癒《ちゆ》する人もいます。しかし、その場合でも、病気になりはじめの急性期の患者さんは、苦痛を強く感じます。こういった苦痛を取り除くことが薬物療法の目的の一つです。少量から始めて、症状の改善が見られるまで増やし、継続することが原則になっています。同じ薬でも人によって効果が現れる量が違うからです。また、十分な効果が現れていないのに、漫然と少量服用を続けていると慢性化する恐れがあります。

薬物療法で症状が改善してきたら、睡眠と覚醒《かくせい》のリズムを整え、昼間に活動する時間を延ばしていってください。ただし、焦りは禁物です。動きたくないのに動く、やりたくないことを無理やりするなどはストレスになり、症状を悪化させる原因になりかねません。

(貝谷久宣)

Q 37 抗うつ薬、抗不安薬、気分安定薬、抗精神病薬などの違いはなんですか？

うつ病の治療では、抗うつ薬が効果を発揮しはじめるまでの間、さまざまな薬を併用して処方することがあります。

抗不安薬は、強い不安感が見られる場合に、主にベンゾジアゼピン系の薬が用いられます。速効性があり短時間で効果が消えるものや、作用時間が長いものなどを患者さんの状態によって使い分け、不安感を和らげて睡眠を促進するために処方されます。治療初期に使用されることが多く、できるだけ短期間のうちに減薬していき、症状が改善したら中止します。ベンゾジアゼピン系の薬の中には、眠けを誘うものがあり、不眠を訴える患者さんに睡眠薬として処方することもあります。

抑うつ状態に加えて気分変動が大きい人には、**気分安定薬**が用いられることがあります。双極性障害で使われる薬ですが、うつ病にも用いられ、炭酸リチウムやクロナゼパム、カルバマゼピン、バルプロ酸ナトリウム、ラモトリギンなどがあります。**抗精神病薬**は、妄想《もうそう》や幻覚などの精神病症状に用います。

（貝谷久宣）

抗うつ薬以外の主な治療薬

分類名		一般名		特徴	主な副作用
抗不安薬	ベンゾジアゼピン系	短時間型（3～8時間）	エチゾラム クロチアゼパム フルタゾラム など	・ベンゾジアゼピン系と非ベンゾジアゼピン系（セロトニン1A受容体部分作動薬）がある。 ・情動（感情の動き）と関係する脳の海馬や扁桃核といった大脳辺縁系と視床下部に作用して効果を発揮する。 ・急性不安によく効くが、長期の使用で離脱症状を招きやすい。	眠け ふらつき めまい 倦怠感 集中力低下 肝機能低下 など
		中間型（10～20時間）	アルプラゾラム ブロマゼパム ロラゼパムなど		
		長時間型（1～3日）	オキサゾラム ジアゼパム メダゼパムなど		
		超長時間型（3日以上）	プラゼパム フルトプラゼパムなど		
	非ベンゾジアゼピン系	タンドスピロン ヒドロキシジンなど		・ベンゾジアゼピン系よりも依存性が低い。	眠け　便秘 吐きけ めまいなど
気分安定薬		炭酸リチウム クロナゼパム カルバマゼピン※ バルプロ酸ナトリウム ラモトリギン※など		・中枢神経に作用し、抑えることのできない感情の高まりや行動を抑える。 ・主に双極性障害(躁うつ病)の躁状態に用いる薬だが、うつ病でも使用されることがある。	手足の震え のどが渇く 尿量の減少 下痢など ※皮膚症状や発熱が見られたらすぐに主治医に連絡
抗精神病薬		クロルプロマジン塩酸塩 レボメプロマジン ハロペリドール スルピリド アリピプラゾールなど		・ドーパミンの活動を抑えて、幻覚や妄想、気持ちをうまく表現できない、意欲がわかないなどの症状を改善し、再発を防ぐ。	日中の眠け 口が渇く 起立性低血圧 めまい 排泄障害 不整脈など
睡眠薬	ベンゾジアゼピン系		トリアゾラム ブロチゾラム フルニトラゼパム	・効果が持続する時間によって、超短時間型、短時間型、中間型、長時間型がある。	眠け ふらつき 反射運動能力の低下(ベンゾジアゼピン系の副作用)など
	非ベンゾジアゼピン系		ゾピクロン ゾルピデム エスゾピクロン		
	メラトニン受容体作動薬		ラメルテオン		
	オレキシン受容体拮抗薬		スボレキサント レンボレキサント		

Q 38 三環系抗うつ薬は副作用が強いと聞きましたが大丈夫ですか？

三環系抗うつ薬は、ＳＳＲＩやＳＮＲＩ同様にセロトニンとノルアドレナリンの再取り込みを阻害する作用は同じです。ただ、速効性はあるのですが、嘔吐《おうと》感や下痢《げり》などの消化器系の症状と、服用開始時の不安や焦燥《しょうそう》感などの副作用が現れやすいのは確かです。また患者さんによっては、口の渇きや便秘、排尿障害、眠けや立ちくらみなどの副作用が出ることもあります。

これはＳＳＲＩやＳＮＲＩがセロトニンとノルアドレナリンの再取り込みだけを阻害するのに対して、三環系はほかの神経伝達物質にまで作用してしまうためです。これらの副作用は、アセチルコリンの再取り込みを阻害する「抗コリン作用」のためで、アセチルコリンで働いている神経が機能しなくなってしまうからです。

ですから現在では、ＳＳＲＩやＳＮＲＩを服用しても効果が見られない患者さんに対して用いられるようになっています。最初は不安かもしれませんが、専門医と相談しながら、その指示のもとで服用してください。

（貝谷久宣）

Q39 抗うつ薬の「SSRI」と「SNRI」の違いはなんですか？

現在最も広く用いられているSSRIは、セロトニンだけに限定して再取り込みを阻害します。アセチルコリンなどのほかの神経伝達物質には作用しないので、三環系や四環系抗うつ薬よりも副作用が少ないのが特徴です。ただ、食欲不振や便秘などの消化器系の副作用が出ることがあります。また、人によっては、性欲の低下や体重の増加があるという報告もあります。服用量を増やしたときに、不安やイライラ、パニック発作など、「アクチベーション・シンドローム」と呼ばれる精神症状が出ることもあります。

SNRIはSSRIの次に開発された薬で、SSRIとともにうつ病治療の第一選択薬として用いられます。セロトニンだけでなく、ノルアドレナリンの再取り込みも阻害します。神経伝達物質の働きを高めるので、抑うつ状態の患者さんの意欲を向上させるといわれています。SSRIよりも消化器系への副作用は少ないのですが、排尿困難が起こることもあります。

（貝谷久宣）

Q 40 NaSSAはほかの薬より効きめがよく副作用が少ないというのは本当ですか？

「NaSSA《ナッサ》（ノルアドレナリン作動性・特異的セロトニン作動性抗うつ薬）」は、これまでの抗うつ薬のように、セロトニンやノルアドレナリンなどの再取り込みを阻害するものではありません。ノルアドレナリンのα《アルファ》2自己受容体の働きを阻害し、ノルアドレナリンの産生を促進し、α2自己受容体を介して中枢神経のセロトニンとノルアドレナリン性神経細胞の働きを強化します。アセチルコリンの再取り込みを阻害する「抗コリン作用」が起きにくいので、副作用が少ないといわれています。また、SNRIやSSRIは効果発現に最低でも2週間程度かかりますが、NaSSAは1週間程度から効果を感じはじめる例が見られます。

ただ、副作用が少ないとはいっても、強い鎮静効果があるために、服用初期には眠けや倦怠感《けんたい》を強く感じることがあります。そのため、夕食後や就寝前に服用することが奨励されています。ただし、服用を継続しているうちにだんだんと慣れて、眠けや倦怠感が軽くなる例が多く見られます。

（貝谷久宣）

Q41 新薬のトリンテリックスはどんな薬ですか？

トリンテリックスの薬効分類は、「セロトニン再取り込み阻害・セロトニン受容体調節剤」で、一般名は「ボルチオキセチン臭化水素酸塩」です。２０１９年1月に発売された薬で、これまでの抗うつ薬のどのカテゴリーにも分類されないものです。

セロトニン再取り込みを阻害するのはＳＳＲＩなどと同様ですが、セロトニン受容体を調整する作用があり、セロトニンの作用を上昇させる効果があります。それに加えて、ノルアドレナリンやドーパミン、アセチルコリン、ヒスタミンといった神経伝達物質の遊離を促進することで、抑うつ症状や不安症状を改善する効果が期待されています。また、強迫性障害やストレス障害といった症状にも適応できるのではないかという期待も持たれています。

服用しはじめると、患者さんによっては嘔吐《おうと》感を訴える人もいますが、服用を続けるうちに慣れてくる傾向があります。そして、これまで使われてきた抗うつ薬に比べ、不眠や消化器系障害などの副作用が少ないことが報告されています。新しい作用機序の薬であり、治療の選択肢がさらに広がると期待されています。（貝谷久宣）

Q 42 抗不安薬を処方されていますが、依存症の心配はありませんか？

ベンゾジアゼピン系の抗不安薬は、うつ病以外にも広く用いられています。ほかの薬と同様に副作用がありますが、中でも注意が必要なのが、長期間の服用によって**「依存性」が生じやすいことです**。そのために、**一般に服用期間は1～2ヵ月程度にとどめることが**推奨されています。

中止する場合は主治医の指示に従い、ようすを見ながら減薬していくことが肝心です。自己判断で急に中止すると、かえって不安や抑うつ、睡眠障害などの症状が出ることがあります。ほかにも痛みに対して過敏になったり、震えや頭痛を訴えたりする患者さんもいます。

依存性以外の副作用では、眠けが出やすいことが知られています。そのため、服用期間中は車の運転や機械の操作などには注意が必要です。また、アルコール摂取は相乗作用が危険因子となります。服用期間中は飲酒をできるだけ控えるようにしてください。

（貝谷久宣）

Q 43
うつ病の薬はいつまで飲みつづければいいのですか?

　薬を飲みはじめて症状がだんだんよくなってきても、そのまま一気に回復することはまれです。一時的に症状が軽くなっても、ときどき不調が顔を出す「再燃」をくり返しながら徐々に改善していきます。

　また、完全に回復したと思っても再び発症する「再発」を起こすことがあります。これを防ぐために、たとえ症状が軽くなっても、**半年から1年くらいの間は医師から指示された薬を服用する場合があります。**患者さん自身が回復したと思っても、実際に治癒《ちゆ》しているかどうかは、担当医の判断が必要です。

　長期間の薬の服用は不安かもしれませんが、自己判断で急にやめてしまうと断薬によるさまざまな離脱症状が現れることがあります。**服用を中止する場合、医師は数週間から数ヵ月かけて服用量を減らしていく、「減薬」を行います。**うつ病は一進一退をくり返しながら回復していく病気です。好不調の波があることを理解して、回復するまで焦らずに医師の指示どおりの服用を続けてください。

（貝谷久宣）

Q44 薬を減らすにはどうすればいいですか？

うつ病は患者さんによって症状の現れ方が違うのが特徴です。また、同じ薬でも効果が現れる人とそうでない人がいることもあります。そのため、処方される薬の量や種類が人によって違ってきます。一般的な薬物療法では、少量から始めて、十分な効果が現れるまで増量していき、継続して服用することが原則になっています。

服用量を減らしていく場合は、医師との面談を十分に行い、患者さんの状態を判断しながら、徐々に減薬をしていきます。自分勝手に服用を中止すると、不安や焦燥《しょうそう》感、めまい、知覚異常、寒け、頭痛などのさまざまな「離脱症状」と呼ばれる変化が現れることがあります。Q43でもふれましたが、自己判断で薬を減らすことは厳禁です。医師の指示による減薬中でも、少しでも離脱症状が見られた場合は、すぐに医師に相談してください。いったん服用量をもとに戻して、症状がなくなってから、さらに時間をかけて減薬していくこともあります。また、半減期（薬成分の血中濃度が半減するまでの時間）の短い薬の使用を中止する場合は、一時的に半減期の長い薬に変更した後、量を徐々に減らしていくこともあります。

（貝谷久宣）

Q45 気分がいいときは薬を飲まなくても大丈夫ですか？

うつ病の薬物療法を続けていると、一時期、症状が回復したと思えることがあります。「気分がいい」程度ならば心配ないのですが、「躁《そう》状態」に移行していたら要注意です。これを躁転といって、一気に体力や気力が戻り、衝動性が高くなって自殺に走ってしまうケースがあるからです。

そこまでいかないにしても、気分が落ち込んでいないからと薬を飲まないでいると、再度不調の波に襲われ、うつ状態がさらにひどくなることもあります。また、Q44で説明した離脱症状に悩まされることもあります。

うつ病は気分の浮き沈みをくり返して回復していきます。抗うつ薬は、この振れ幅を一定に保つ役割もしています。また、抗うつ薬の継続使用により、約70％の人が再発を予防できることが報告されています。医師が確実に治癒《ちゆ》したと判断した場合は薬の使用を中止できますが、治療が続いている期間は、指示通りの量と種類を飲みつづけるようにしてください。

（貝谷久宣）

Q 46 うつ病の薬をやめたいのですが、勝手にやめても大丈夫ですか？

症状がよくなっていると思っても、自己判断で薬の量を減らしたりやめたりすることはしないでください。勝手にやめてしまうとつらい離脱症状が出たり、うつ状態がぶり返したりします。また、医師から「仕事や家庭生活に復帰する準備を始めましょう」といわれると、うつ病が治ったと思って、治療をやめてしまう患者さんもいます。しかし、うつ病は再発の可能性が高く、何度もくり返す人もいます。

再発を予防するには、少なくとも半年、場合によっては1年ほど同じ量の薬物療法を継続していく必要があります。抗うつ薬を長期間飲んでいるというのは、患者さんの気持ちの中で負担になっていることもあるかもしれません。しかし、服用を続けることが治癒《ちゆ》への王道です。うつ病は、血糖値や血圧のように数値で治療の変化が見えるものではありません。そのため回復しているかどうかがわかりにくいのですが、医師が薬の服用をやめてもいいと判断するまでは、「抗うつ薬が回復への後押しをしてくれている」と考えて、服用を続けてください。

（貝谷久宣）

Q47 医師から薬の量を増やすといわれました。悪化しているのでしょうか？

抗うつ薬は少量から始めて、効果が十分に現れるまで量を増やし、継続的に服用するのが原則です。また、使用量が増えるほど効果が高まることがわかっています。単純に考えれば、投与される量と重症度は関連しているように見えます。

しかし、ほかの病気の薬と同様に、人によって効果の現れ方が違います。同じ程度のうつ症状の患者さんでも、効果の出やすい人と出にくい人がいます。また、体質によって副作用が出やすいような人は、量を抑えたり、ほかの種類の薬を増やしたりすることもあります。こうしたことを考えると、**症状の重症化と薬の量は必ずしも比例するとはいえません。**

もし心配なのであれば、なぜ薬の量を増やすのか、自分は症状が悪化しているのか、率直に質問してみてください。担当医は、認められている範囲内で服用量を増やすことで、症状が改善すると判断したのかもしれません。医師の答えが納得できるものであれば、薬の量を気にすることなく、薬物療法を継続してください。（貝谷久宣）

Q48 うつ病に効果のある漢方薬はありますか？

「うつ状態」でよく使われる漢方薬

漢方薬名	適した症状や体質の特徴
柴胡加竜骨牡蛎湯《さいこかりゅうこつぼれいとう》	動悸、不眠、胸やみぞおちから両わきにかけての張りや違和感、便秘傾向、驚きやすい。胃腸が比較的丈夫な人。
抑肝散加陳皮半夏《よくかんさんかちんぴはんげ》	怒りやすい、イライラ、緊張感が強い、不眠。胃腸虚弱。
香蘇散《こうそさん》	胸やみぞおちのつかえ感。神経質、胃腸虚弱。 ※香りがいいため気が巡りやすくなる。
人参養栄湯《にんじんようえいとう》	食欲不振、倦怠感、体力の低下、不眠、物忘れ、鉄欠乏、貧血。胃腸虚弱。

うつ病に有効な漢方薬があるという十分な医学的根拠はありません。しかし、個別の体質に合わせた漢方薬を処方することで、心身の症状の一部を緩和する効果は期待できます。例えば、交感神経の緊張をゆるめたり、胃腸の働きを整えたりするために、漢方薬を単独もしくは抗うつ薬と併用することがあります。

西洋薬は、すべてのうつ病の人に同じように作用すると考えられているため、同じ症状の人には同じ系統の抗うつ薬が使われます。しかし漢方薬は、同じうつ病でも、その人の「証《しょう》」に合わせて、漢方薬の種類を使い分けます。証とは「その人の状態（体質・体力・抵抗力・症状の個人差）」を指すものです。うつ状態の漢方薬は、上記の表のように使い分けられます。

（奥平智之）

Q49 うつ病の治療薬にかかるお金の負担を減らす方法はありますか？

厚生労働省では、精神障害で通院治療を行う場合の医療費の負担軽減を図るため、一般の公的医療保健で3割負担の人を1割に軽減する**「自立支援医療（精神通院医療）制度」**を設けています。この対象となるのはなんらかの精神疾患《しっかん》（統合失調症や気分障害、てんかん、不安障害、強迫性人格障害など）で通院治療を継続する必要がある人で、その中にはうつ病と双極性障害（躁《そう》うつ病）も含まれます。必要なものは、医師の診断書、世帯の収入が確認できる書類、申請書などです。手続きは各市町村の担当窓口で行います。自治体によって多少、手続きの方法が異なることがあるので、各自治体の「精神保健福祉センター」に手続きのしかたを問い合わせてみてください。申請が認められると、「受給者証（自立支援医療受給者証）」が交付されます。

ほかにも世帯の収入やかかった医療費の額などによって、通院における公費負担など医療費の補助制度があります。市区役所・町村役場の障害福祉課の窓口に相談してみるといいでしょう。

（貝谷久宣）

第5章

うつ病の精神療法についての疑問12

Q50 うつ病の精神療法とはどのようなものですか？

精神療法とは、うつ病の発症にかかわるストレスや環境、性格、考え方などを見つめ直し、みずから問題を解決できるように精神科スタッフが援助する心理療法です。

ひと口に精神療法といっても、基礎的介入として行われる「支持療法」「心理教育」と、体系化された「認知療法・認知行動療法」「対人関係療法」などに大別されます。

軽度のうつ病では、短時間の支持療法をくり返し行うだけで十分な改善が見られることも少なくありません。一方、中等度以上のうつ病では、認知行動療法や対人関係療法などがすすめられます。（三村　將）

主な精神療法のタイプ

認知療法・認知行動療法	対人関係療法	支持療法
自分の悲観的な考え方のクセ、偏りに気づいて修正する。	問題の焦点を人間関係に絞り、ストレスを軽減する方法を探る。	患者さんの悩みや訴えをよく聞いて共感し、不安を軽減する。

心理教育	精神分析療法	家族療法
病気の正しい知識や情報を、心理面に配慮しながら伝える。	無意識のうちにくり返す行動パターンを探り、問題を解決する。	心の不調を家族全体の問題と考え、お互いに理解を深める。

Q51 うつ病の「認知行動療法」にはどんな特徴や効果がありますか？

「認知療法・認知行動療法」（以下、認知行動療法）は、うつ病になりやすい悲観的な物事のとらえ方（認知）に気づき、そのクセや偏り（ゆがみ）を修正する精神療法です。

例えば、親しい人にメールを送ったのに返信がなかったとしましょう。その相手は忙しいのかもしれませんし、たまたまメールをチェックしていないだけかもしれません。私たちの営みは多様かつ多面的であり、さまざまな可能性が考えられます。

ところが、うつ病の人は不安にかられ、「嫌われたのでは？」「怒っているのでは？」と悲観的なとらえ方をしてしまいがちです。このように、気持ちが動揺したとき、瞬時に頭に浮かび上がる考えやイメージを、専門的には「自動思考」といいます。

自動思考は、人それぞれ違う心のクセに左右されます。心のクセは一朝一夕に変えられませんが、自動思考を分析すれば認知や行動の偏りに気づいて修正できます。

認知行動療法では、悲観的な考えを想起させる自動思考に注目し、認知や行動の偏りを改めながら現実に目を向け、問題の解決をめざします。

（三村　將）

Q52 認知行動療法を受ければ薬を飲まずにうつ病が治りますか？

認知行動療法は、単独で行った場合でもうつ病に対する有効性が認められています。しかし、すでに抗うつ薬を服用している人が、認知行動療法を併用したら効果を実感できたからといって、簡単に服薬を中止できるわけではありません。

通常、うつ病の治療は、医師が策定した治療計画に従って進められます。薬物療法と認知行動療法を併用しているのなら、両方のアプローチによる治療が必要と医師が判断したことになります。ですから、患者さんには医師の指示どおりに服薬していただいたほうが効果が期待できると考えられます。

とりわけ、重症のうつ病の患者さんの場合、薬物療法と認知行動療法などの体系化された精神療法、その他の治療法（食事療法、運動療法など）を組み合わせて行うことが臨床的に望ましいとされています。

患者さんが自己判断で服薬を中止しないほうがいいでしょう。急に服薬を中止すると、離脱症状が現れることもあります。

（三村　將）

Q53 マイナスイメージを消すには「コラム法」がいいと聞きました。どんな治療法ですか？

Q51で説明した頭に浮かぶマイナスイメージの「自動思考」は、自分の意志とは無関係に生じる認知の偏りです。認知行動療法では、悲観的な自動思考を見直し、別の柔軟な考え方を身につけることを目的に「コラム法」がすすめられます。

コラム法では、マイナスイメージが生じた状況やそのときの気分、自動思考などをくわしく記入し、客観的な事実に照らし合わせながら柔軟な考え方を模索していきます。86ページにコラム法の記入例を掲載したので参考にしてください。

自動思考を見直すコツは、①「考えの根拠（裏づけ）を探すこと」、②「その考えで本当に困ったことが起こるのかを予測すること」、③「自問自答しながら別の考え方を探すこと」です。①～③を念頭に置いて自動思考を見直してみると、事実に沿った合理的な別の考え方を発見でき、悲観的だった認知の偏りがバランスよく修正されて、内面の問題が解決しやすくなります。

コラム法は、うつ病の再発予防にもいいので習慣的に行ってください。（三村　將）

コラム法の記入例

記入する内容	記入例
1 状況 マイナスイメージが生じた状況を具体的に記入する	出勤時に、電車の事故で会社に遅刻。余裕を持って出勤するようにと上司から注意を受けた
2 気分（%） そのときの気分の強さを0～100%で評価する	焦り（60%） 不安（80%） 罪悪感（90%）
3 自動思考 その状況で頭に浮かんだ考えやイメージを記入する	自己管理が甘いと思われたかもしれない。遅刻したことで同僚に迷惑をかけてしまった
4 根拠 事実を確認し、自動思考の裏づけとなる根拠を記入する	先月も二日酔いで遅刻した日があった。職場で同僚に挨拶しても返事がなかった
5 反証 自動思考の代わりとなる新しい考えなどを記入する	電車の事故による遅刻なので、不可抗力だった。同僚は電話をしながら忙しく仕事をしていた
6 適応思考 根拠と反証を「しかし」でつなぐ。最良のシナリオを記す	先月は二日酔いだった。しかし、今回の遅刻は不可抗力。同僚から挨拶の返事がなかった。しかし、電話中で忙しそうだった。今後は、余裕のある出勤を心がけたい
7 今の気分 適応思考による気分（%）の変化を記入する	焦り（20%） 不安（30%） 罪悪感（40%）

Q54 「問題解決技法」とは、どんな認知行動療法ですか？

うつ病になると、悩みごとが次々と脳裏に浮かんできて、何をどう対処していいかわからなくなることがあります。また、目の前に立ちはだかる問題がとても大きなものに感じられ、気ばかり焦って物事に手がつかなくなってしまいがちです。

そんな人には、認知行動療法の一つである「問題解決技法」がすすめられます。

問題解決技法は、①「問題を具体化する」→②「解決策を考える」→③「解決策の長所と短所を考える」→④「解決策を実行する」→⑤「結果を評価する」という5つの手順で行います（88ページのチャートを参照）。うまく解決できたらその方法を続け、解決できなかったら再び①～⑤の手順をくり返します。ポイントは、問題や解決策（行動目標）を明確に設定し、それを一つひとつクリアすることです。また、ハードルの低い問題から取り組み、自信を積み重ねることも重要になります。

このように問題解決技法を行うと、抑うつを引き起こしている行動パターンが修正され、問題を解決する力がしだいに身につきます。

（三村　將）

問題解決技法のやり方

Step ① 問題を具体化する

悩んでいる問題を一つだけ具体化して明確にする。例えば、「部署異動になってから仕事がはかどらない」など。いくつかの悩みを抱えていても、一つに絞り込んで具体化することが肝心。

Step ② 解決策を考える

明確になった問題に対する解決策（行動目標）の候補を、できるだけたくさん考える。可能か不可能かは考慮せず、まずは思いつくままアイデアを出してノートなどに記録する。

Step ③ 解決策の長所と短所を考える

各解決策の長所と短所を比較。行動に移してどのような問題が想定されるか、問題が解決される可能性はどれだけあるかを考え、最も実行しやすく、解決につながりそうなプランを選ぶ。

※問題が「部署異動になってから仕事がはかどらない」の例

解決策の候補	長所	短所
退職する	ストレスが解消する	収入がなくなる
同僚から 仕事のコツを教わる	仕事に早く慣れる ことが期待できる	親しい同僚が まだいない
妻に相談する	少し気が晴れそうだ	弱みを見せたくない

Step ④ 解決策を実行する

選んだ解決策を実際の行動に移す。いきなり始めるよりも、頭の中で十分にシミュレーションしたうえで実行するといい。

Step ⑤ 結果を評価する

行動を振り返り、予想どおりの成果を得られた（心がらくになった）か、それとも期待外れだったかを評価する。思うようにいかなかった場合は、計画の立て方が適切だったか、何が障害になり、どのようにすれば解決に近づけるのかを客観的な視点で分析する。

➡ 問題が解決されたらその方法を続ける
解決されない場合は問題を再検討して①～⑤をくり返す

Q55 人間関係がうまくいきません。認知行動療法で治りますか？

抑うつの原因が人間関係に深くかかわっている場合、うつ病の精神療法としては、認知行動療法と似ていますが視点の異なる「対人関係療法」（ＩＰＴ）も用いられます。

Q51で説明したように、認知行動療法は、うつ病になりやすい悲観的な物事のとらえ方（認知）に気づき、そのクセや偏りを修正する精神療法です。しかし、患者さんが人間関係に強いストレスを感じているとしたら、「認知にどのような偏りがあるか」よりも、「誰とどのようなかかわりで抑うつを招いたか」が重要になります。ですから、**対人関係療法では、人とのかかわりに焦点を当てて解決策を探ります。**

ひと口に人間関係といってもさまざまな状況が考えられますが、うつ病の発症とかかわりが深いのは、①「悲哀（大切な人や物の喪失）」、②「対人関係の役割をめぐる不和（お互いが期待する役割のズレ）」、③「役割の変化（出産・進学・昇進など）」、④「対人関係の欠如（関係をうまく築けない）」の４つです。簡単にいうと、①は死別や離婚など、②は気持ちの食い違い、③は母親になる・管理職になるなど、④は

対人関係療法で考える４つの問題点と解決策

1. 悲哀
（大切な人や物の喪失）

【解決策】 悲哀は、否認→怒り→悲嘆→脱愛着という心理変化を経て回復する。事実を受け入れて思い出を整理することが肝心

2. 対人関係の役割をめぐる不和
（お互いが期待する役割のズレ）

【解決策】 お互いの何がズレているのかを明らかにすることが先決。そのうえで関係修復を試み、無理な場合は距離を置く

3. 役割の変化
（出産・進学・昇進など）

【解決策】 自分が担う新しい役割に必要なスキルを身につける。また、周囲からサポートを受けられるように環境を整えたりする

4. 対人関係の欠如
（関係をうまく築けない）

【解決策】 どの場面で人づきあいがうまくいかないのかを振り返り、どうすればいいのかを考えたり、他人の意見を聞いたりする

人づきあいが苦手ということです。それぞれの解決法を上にまとめたので、参考にしてください。

実際の治療では、現在の人間関係に問題はないか、人間関係の変化（死別・離婚・出産・昇進など）がストレスになっていないか、周囲とのコミュニケーションはうまくいっているかなどをチェックします。そして、人とのかかわりの中で問題点が見つかったら、できるだけ相手と話し合い、心がらくになるように問題解決を試みます。

対人関係療法は、１回50分程度のカウンセリングを16～20回ほど続けます。健康保険が適用されないため、費用は全額自己負担となります。くわしくは受診する医療機関に問い合わせてください。

（三村　將）

Q56 人づきあいを円滑にするコツはありますか？

うつ病の人は、気まずい人間関係にストレスを感じて、症状が悪化してしまうことが少なくありません。

人間関係がギクシャクする理由は、自分に自信がなかったり、相手の意見を受け入れられなかったり、思い込みが強くて柔軟な対応ができなかったりと、実にさまざまです。

人づきあいは、ちょっとしたコツを踏まえれば円滑になります。くわしくは上のリストにまとめました。自分に当てはまりそうなものを、実際の人づきあいで試してください。（三村　將）

人間関係がらくになるコツ

自分を積極的に認める
相手のことも積極的に認める
人づきあいの問題点を具体的に考える
思い込みに縛られず、柔軟に考える
いつものやり方にこだわらず、ほかのやり方も試す
言葉以外の雰囲気や表情、しぐさを大切にする
ときにはいいづらいことも、きちんと伝える
意見の相違があって当然と考える
完璧な人間関係を求めない
困ることを恐れず、辛抱強く相手とつきあう

Q57 認知行動療法の治療時間や通院期間はどれくらいですか？

うつ病の患者さんは保険適用で認知行動療法を受ける場合、1回の診療が30分を超えること、一連の治療につき16回までを限度とすること、という決まりがあります（Q58を参照）。これに従い、認知行動療法の所要時間は1回当たり30分～1時間であることが多いようです。また通院期間は、症状の重さや初発か再発かによって違いますが、週1回の通院ペースで最大4ヵ月程度が目安となります。

認知行動療法は、薬物療法と併用して行うと効果が高く、特に中等症や重症のうつ病の患者さんに有効とされていますが、規定の16回でどこまでよくなるかについては個人差があります。16回の認知行動療法をひととおり終了したら、支持療法や薬物療法を続けながら、治療で学んだ思考パターンの修正を自主的に行ってください。この章で紹介したコラム法（Q53を参照）、問題解決技法（Q54を参照）を習慣的に行うだけでも、自分の考え方の偏りやクセに気づくとともに、別の柔軟な見方ができる手がかりとなり、心がらくになる一助となるでしょう。

（三村　將）

Q58 認知行動療法にかかる費用はいくらですか？

うつ病で実施される認知行動療法は、２０１０（平成22）年から健康保険の適用となりました。また、自立支援医療（精神通院医療）の対象にもなっています。

ですから、うつ病の患者さんが認知行動療法を受ける場合、費用の1～3割を自己負担すればいいことになります。具体的にいうと、認知行動療法の1日当たりの診療報酬額は3500～4800円（令和2年度診療報酬点数に基づく）。よって、自己負担金は、1割負担なら1日当たり350～480円、3割負担なら1050～1440円となります。実際には、このほかに初診料や再診料などが別途かかります。くわしくは、受診する医療機関に問い合わせてください。

ところで、認知行動療法が健康保険の適用になるのは、①対象はうつ病などの気分障害、②認知療法・認知行動療法に習熟した医師が治療計画を作成し、患者に詳細な説明をして行う、③1回の診療が30分を超える、④一連の治療につき16回を限度とする、⑤厚生労働省作成のマニュアルに準じて治療を行う、という条件に該当する場合です。気分障害以外の病気で受診した場合は適用になりません。

（三村　將）

Q59 森田療法とはどんな精神療法ですか？うつ病にも有効ですか？

「森田療法」は創始者である精神科医・森田正馬《もりたまさたけ》が大正時代に生み出した、日本独自の精神療法です。西洋の精神療法は、不安の原因を排除しようとします。一方、森田療法は、不安は当たり前の感情として、その裏側にある「よりよく生きたい」という「生の欲望」が積極的に生きる原動力になるという考え方に基づいて治療を行います。

元来の治療対象は「神経症」ですが、最近の呼び方ではパニック症、広場恐怖症、全般不安症、社交不安症などの「不安症（不安障害）」や強迫症、身体症状症などに相当します。森田は、これらの症状の背景に共通した傾向、「神経質性格」があることに着目しました。

神経質性格とは、内向的、自己内省的、小心、過敏、心配性、完全主義、理想主義などです。これを基盤として、「とらわれの機制」と呼ばれる特有の心理的メカニズムで症状が発展（悪化）していきます。森田療法では、不安や症状を排除するのではなく、とらわれから脱して、「あるがままの心の姿勢を体得すること」を援助する治療が行われます。最近では、神経症だけでなく、慢性化したうつ病や、心身症やがん患者さんのメンタルヘルスのケアなどにも広く応用されています。
うつ病に対する森田療法は、病気の原因に働きかけるのではなく、自然な回復過程

森田療法とは

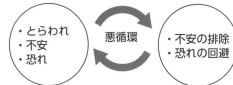

とらわれの規制

・とらわれ
・不安
・恐れ

悪循環

・不安の排除
・恐れの回避

不安や恐れ、身体症状などに注意が集中し、それを除去しようと努める。または不安や症状が現れていることを自分の弱さと考え、どうにかしようとする。

なんとかしようと思うほど、不安や恐怖に意識が向き、症状が悪化する。そのことばかりを考えて、ほかのことがおろそかになり、前向きな生活ができない。

森田療法の考え方

❶ 不安は起こるままにしておく

不安や恐れと闘わず、起こるままにして日々の生活を送る。不安や恐れは時とともに変化し自然に去っていくことを実感する。

❷ まず行動してみる

不安や恐れはよりよく生きたいという欲望の裏返しと認識し、その欲望に従って行動に打ち込む。「やればできる」という達成感から行動が広がり、自分らしい生き方が実現されていく。

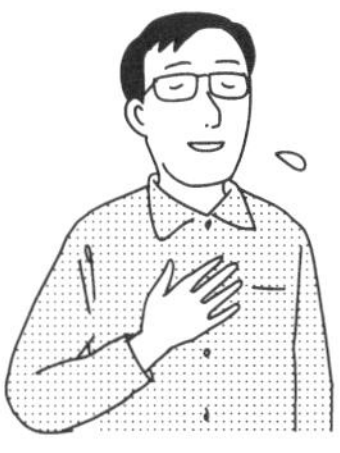

を促進することを目的にしています。自然回復を助長するには、まず患者さん自身が、うつ病にかかっているという現実を受け入れ、悪循環を招かないよう回復の時期にふさわしく生活を調整していくこと（養生の実践）がなくてはなりません。

通常の外来診療では、患者さんがうつ病のどの時期にあるかを判断し、その時期に応じた養生のコツを指導します。例えば、回復の前期（少しよくなりはじめたころ）には、うつ病の症状にやみくもに抗《あらが》うのではなく、状態に応じて活動と休息のバランスを図ることがポイントです。そこで、倦怠《けんたい》感・疲労感が強いときは休息を主とし、それが軽いときは手のつけやすいことから行動してみる、というように臨機応変に行動を切り替えるよう助言します。

また回復の後期（本来の状態のおよそ6～7割までよくなったころ）には、「休息モードから活動モードに転換していくこと」がポイントになります。したがって、この時期には起床、就寝、食事の時間をだいたい一定にして生活リズムを整え、徐々に建設的な行動を増やしていくことが奨励されます。

このような養生法は、時間的な制約の多い一般外来でも指導できますが、森田療法の入院環境を用い、作業を中心に養生の姿勢を実践によって身につけてもらうことが一層効果的だといえます。

（中村　敬）

Q60 森田療法の入院療法では、どんなことを行いますか？

入院療法の第1期は「臥褥《がじょく》期」と呼ばれ、終日個室に横になったまま過ごしてもらいます。患者さんは、「不安や症状は起こるままにしておくように」と指示されます。すると6日めくらいには退屈を感じるようになり、心身の活動意欲が高まってきます。それを足がかりに、5日間程度の第2期「軽作業期」に入ります。患者さんは外に出て自然にふれ、部屋の片づけや木彫、簡単な陶芸など、一人で軽い作業を行います。第3期は「作業期」で、清掃や動植物の世話などを、ほかの患者さんと役割分担を決めて積極的に行動してもらいます。そして第4期が「社会復帰期」です。1週間から1ヵ月程度、外出や外泊を含めて、社会復帰の準備をします。森田療法センターでは、退院時の改善率はうつ病やうつ状態で70・5％となっています。

仕事や家庭の事情で長期の入院ができない人には、最近では専門医による外来治療を受けられる医療機関も増えてきています。通院は1～2週間に1回が平均で、ふだんの生活を続けながらなので、自分から治療に取り組む姿勢が大切です。（中村　敬）

Q61 外来で森田療法を受けるにはどうしたらいいですか？

外来療法も、基本は入院療法と同じですが、面接を中心に進めていきます。日記指導を行う場合もあります。初診は30～60分程度で、医師と患者さんが面談し「とらわれ」を明確にすることが目標です。初期治療は、日々の細かな状況、体験について面接で話しながら、症状や「とらわれ」の背後にある「生の欲望」（よりよく生きたいという希求）に注意を向けていきます。このような作業を経て、「生の欲望」を建設的な行動に発揮していく中期治療に入ります。後期治療は、物事に柔軟に対応していく姿勢を身につける時期です。この段階では、さらに行動を広げつつ、再び「とらわれ」の悪循環に戻らないように、「こうあるべき」にこだわる自分のパターンに気づき、事実に即した臨機応変な行動を通して新しい人生を生きることをめざします。いずれの段階も1～2週間に1回の通院になります。「メンタルヘルス岡本記念財団」では、ホームページ（https://www.mental-health.org）で森田療法を行う医療機関を掲載しています。自宅近くの病院を探してみるといいでしょう。

（中村　敬）

第6章

うつ病の特殊な治療法についての疑問5

Q62 難治性うつ病で行われる「通電療法」とはどんな治療法ですか？

「通電療法」は、脳に電気刺激を与えることで、脳の神経細胞を活性化させて精神状態の改善を図る治療法です。脳内に電気刺激を与えるため、かつては敬遠されることもありましたが、現在では、全身麻酔と筋弛《し》緩《かん》薬を用いて、医師による全身管理のもとで安全に行われるようになりました。有効率も約7割と高いことから、難治性のうつ病の治療法として再評価されています。

重篤なうつ状態で、自殺の危険性がある場合や妄想《もうそう》が強いとき、混迷状態にあるときなどに有効で即効性があります。また、双極性障害や薬物治療の副作用が心配される高齢者、薬物療法を続けても効果がなかったり、何度も再発をくり返したりする患者さんにも用いられます。

麻酔医が立ち会い、心電図用電極や血圧計、酸素マスクなどをつけます。全身麻酔の後に患者さんの両こめかみに通電用電極を取りつけ、3秒ほど電流を流します。医療機関や患者さんの状態にもよりますが、これを1日1回、1～3日おきに数回から

10回程度行うので入院が必要です。なお、保険が適用されます。
　副作用は一過性の頭痛と記憶障害などですが、記憶障害は数週間のうちに治ります。患者さんの体質によっては全身麻酔にかかわるリスクなどもあるので、主治医とよく相談してください。

（野村総一郎）

通電療法とは

　脳に電気刺激を与えることで、脳の神経細胞を活性化させて精神状態の改善を図る治療法。全身麻酔と筋弛緩薬を用いて、医師による全身管理のもとで安全に行われ、なおかつ有効率も約７割と高いことから、難治性のうつ病の治療法として再評価されている。

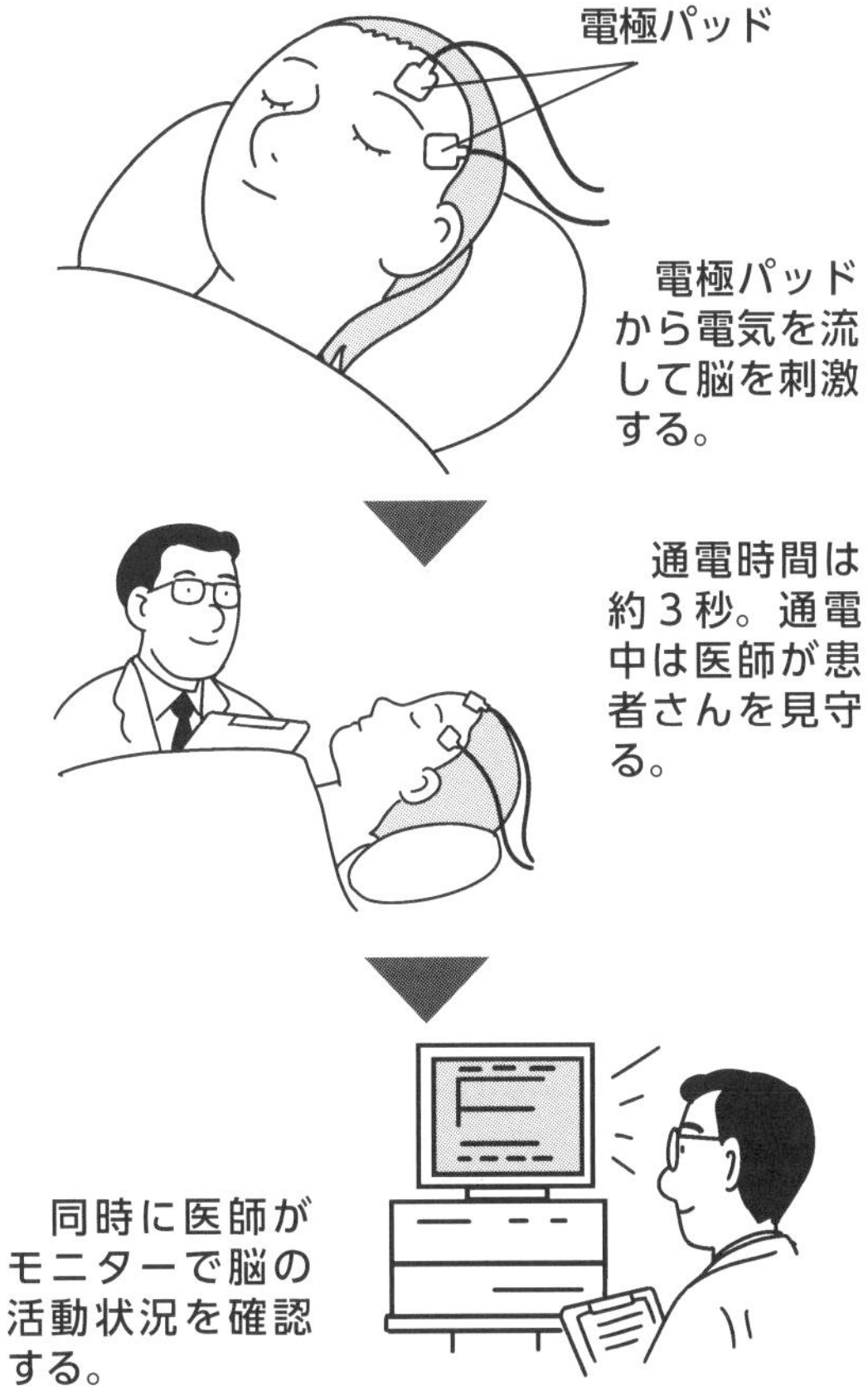
電極パッド
電極パッドから電気を流して脳を刺激する。
通電時間は約３秒。通電中は医師が患者さんを見守る。
同時に医師がモニターで脳の活動状況を確認する。

Q63 「断眠療法」とはどんな治療法ですか？

「断眠療法」とは、うつ病の患者さんを一晩眠らせないでいると、抗うつ効果を示すことが1971年にドイツの研究者から報告され、それ以来行われている治療法です。日本ではまだ行われることが少ないですが、欧米では広く取り入れられていて、有効性が実証されています。

断眠療法には、夜間全く眠らない「全断眠」、通常の時間に入眠して午前2時ごろに起こし、それ以降も起きている「夜間後半部分断眠」があります。また、夜の途中から睡眠に入る「夜間前半部分断眠」も行われることがあります。一晩の断眠直後から抗うつ効果が現れることがあり、薬物抵抗性の難治性うつ病にも有効です。

薬物療法のように、副作用の心配もありません。ただ、睡眠を取らなかったり、睡眠時間を短くしたりするので、実施している期間は、眠けや倦怠《けんたい》感、頭痛、注意力の低下などの症状が現れることがあります。また、断眠療法後の回復睡眠でうつ状態が再燃してしまうこともあるので、専門の医師の管理のもと、適切な期間と場所で治療を進める必要があります。

（野村総一郎）

Q64 「光療法」はうつ病にどんな効果がありますか？

正式には「高照度光療法《ひかり》」といって高照度照明器具を使って、朝5000～1万ルクスの光を一定時間浴びる（目から入れる）方法です。一般に冬季うつ病といわれる「季節性気分障害」などに有効です。季節性気分障害は、日照時間が短くなっていく10月中旬くらいから3月中旬くらいの時期に、気分の低下が見られるものです。

私たちの脳の松果体《しょうかたい》という部位からは、「メラトニン」というホルモンが分泌《ぶんぴつ》されています。メラトニンは生体リズム、いわゆる体内時計の調整に大きな役割を果たしています。夜間に多く分泌され、血中濃度が高くなると眠くなったり、気分の低下が起こったりします。また、網膜から強い光の刺激を受けると分泌量が低下します。

その作用を利用し、朝強い光を浴びることによってメラトニンの分泌を低下させ、「概日《がいじつ》リズム」（サーカディアン・リズム）を調整して体を覚醒《かくせい》状態にするのが光療法です。季節性気分障害のほかに、昼夜のサイクルと体内時計のリズムが合わない「概日リズム睡眠障害」や、就寝時間が極端に遅く、そのために起床時間も遅くなる「睡眠相互後退症候群」などにも効果があります。

（野村総一郎）

Q65 「磁気刺激療法」は痛みがなく安全といいますが、効果はありますか？

「磁気刺激療法」は、磁気を用いて脳の特定部分を活性化させることで、脳の血流を増加させて機能を改善する安全かつ簡便な治療法で、正式には「反復経頭蓋《けいとうがい》磁気刺激法（ＴＭＳ）」といいます。外部から電流を流さないため、通電療法（Ｑ62を参照）に比べて体への負担や副作用が少なく、治療後も効果が続くという特徴があります。

患者さんの脳を調べると、判断や意欲、興味をつかさどる「背外側前頭前野《はいがいそくぜんとうぜんや》」という部分の機能低下がうつ病にかかわっていることがわかってきました。また、不安や悲しみ、自己嫌悪などの感情をつかさどる「扁桃体《へんとうたい》」と呼ばれる部分が過剰に反応することもわかっています。ＴＭＳは、背外側前頭前野を磁気で刺激することで低下した機能を改善し、うつ状態の寛解（うつ症状が消滅すること）をめざすものです。

日本うつ病学会では、うつ病の患者さんに6週間のＴＭＳを行ったところ、27・1％の人が寛解し、その後も3週間の薬物療法を続けると、36・5％が寛解したという試験結果を報告しています。

磁気刺激療法（TMS）とは

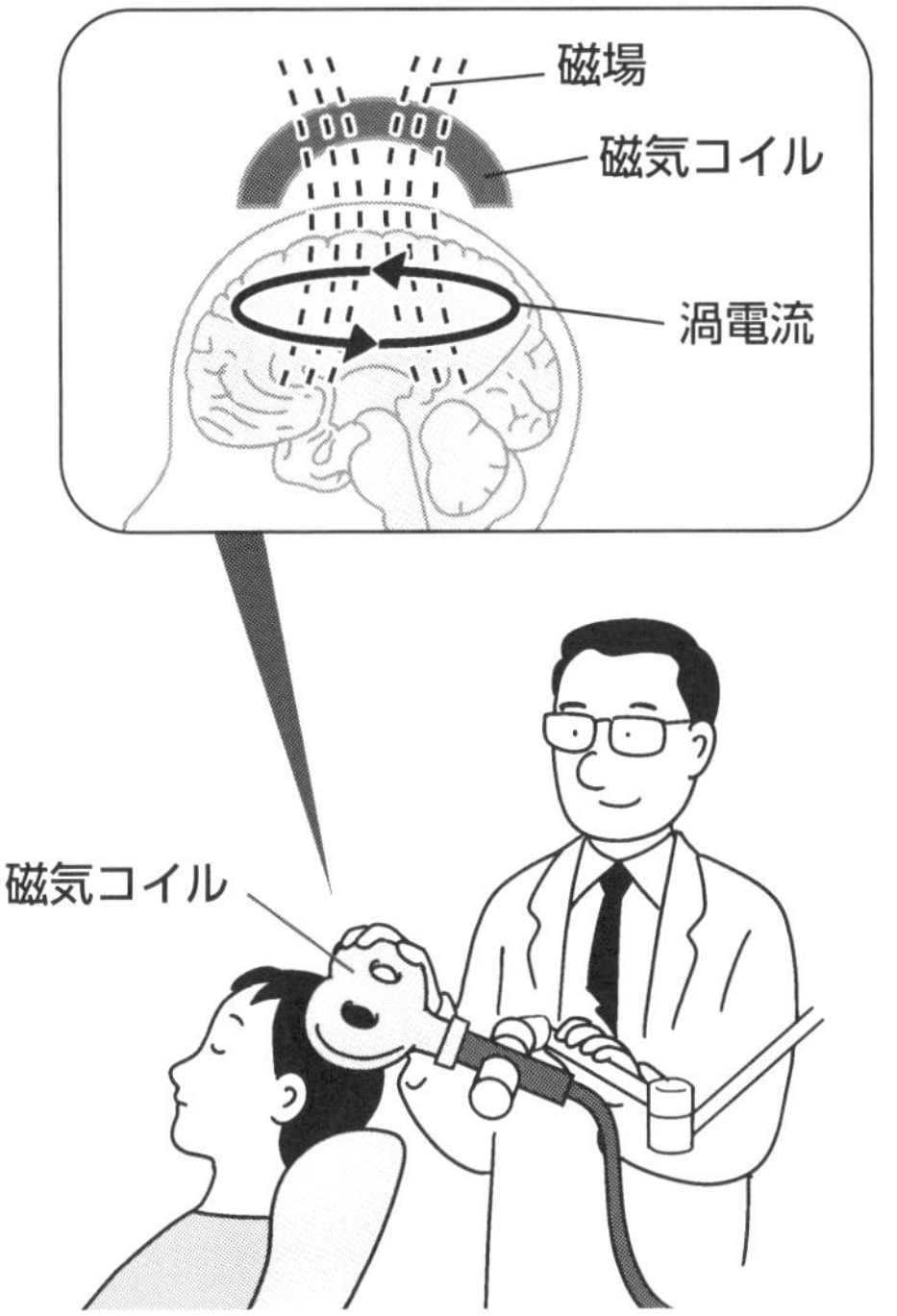

磁気コイルに瞬間的に電流を流して磁場を作り、それに伴って生じる誘導電流が、脳の神経細胞を刺激して活性化させる。

麻酔などの処置が必要なく、１回 40 分程度の治療を週に３～５回、計 20 ～ 30 回行う。３～６週間続けることで症状の改善をめざす。

ＴＭＳは、麻酔などの処置が必要なく、１回40分程度の治療を週に３～５回、計20～30回行います。３～６週間続けることで症状の改善をめざします。治療中は頭部に軽い刺激を感じますが、不快なほどではありません。副作用として、一時的に軽度の頭痛が出ることもありますが、短期間で効果が期待できる治療法です。２０１９年６月からは、要件を満たした医療施設で保険適用となっています。（野村総一郎）

Q66 「鍼灸治療」はうつ病にも効果がありますか？

鍼灸《しんきゅう》がうつ病に効果があるという十分な医学的根拠はありませんが、いくつかの大規模研究では、効果が見られています。脳内神経伝達物質のエンドルフィン（脳内モルヒネ）は、痛みを和らげたり、ドーパミンの分泌《ぶんぴつ》を促すことで幸せな気分にさせてくれたりしますが、鍼《はり》治療によりエンドルフィンが分泌されるとの報告があります。

一般的な治療としては、ツボに鍼やお灸を使います。有名なツボには、手の親指と人さし指の間にある「合谷《ごうこく》」や、頭のてっぺんにある「百会《ひやくえ》」、手首の横ジワの小指側の少しくぼんだ場所にある「神門《しんもん》」などがあります。

うつ状態が軽症の場合、鍼灸治療は単独治療として行われることもありますが、専門医による検査や診断のもと、必要に応じて、抗うつ薬の服用や、ほかの治療と組み合わせて使用されるべきであると考えられています。また、薬物療法と異なり、鍼灸師の治療法や技術力によって、治療効果に違いが出る可能性もあります。一般的に、鍼灸治療における副作用のリスクは低いので、軽症の場合は、休息などの環境調整や、カウンセリングなどと併せて、考慮されていい治療法の一つです。（奥平智之）

第7章

うつの人の日常生活についての疑問14

Q 67

うつ病を治すには休養が必要といわれましたが、期間はどのくらいですか？

うつ病の経過について

1. 急性期	症状が最も強く現れる時期。人によっては半年以上続くことがある。
2. 回復期	十分な休養と適切な治療で回復に向かう時期。4〜6ヵ月以上続く。
3. 再発予防期	社会復帰が可能になる時期。1〜2年は薬物療法を継続する必要がある。

うつ病は、薬を飲めばすぐに治る病気ではありません。一定期間、リラックスできる環境で休養を取りながら、適切な治療を受けて寛解（病気の兆候が消退すること）をめざすことになります。

うつ病の経過は上のチャートのように、「急性期」→「回復期」→「再発予防期」という3つの段階を辿《たど》ります。再発予防期の段階まで改善すれば社会復帰を検討できますが、うつ病は再発しやすいので、薬物療法を続けながら慎重に経過を観察する必要があります。休養期間には個人差があり、重症度によっても異なりますが、社会復帰までには半年以上かかると考えておいたほうがいいでしょう。（三村　將）

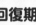

Q68 休職したほうがいいですか？　その場合、会社にはどういえばいいですか？

うつ病になると集中力が低下して仕事でミスが多発するため、自信を失って気分の落ち込みがひどくなることがあります。ですから、うつ病で仕事に支障が出ている場合は、病気の悪化を防ぐためにも休職したほうがいいこともあります。

まず、仕事を休んだほうがいいかどうか、主治医に相談してください。そして、休職が望ましいと主治医が判断した場合は、診断書をもらって会社の上司と話し合います。

すぐに休職するのか、どれくらいの期間休職するのかは、ケースバイケースです。

（三村　將）

主治医に相談して診断書をもらう

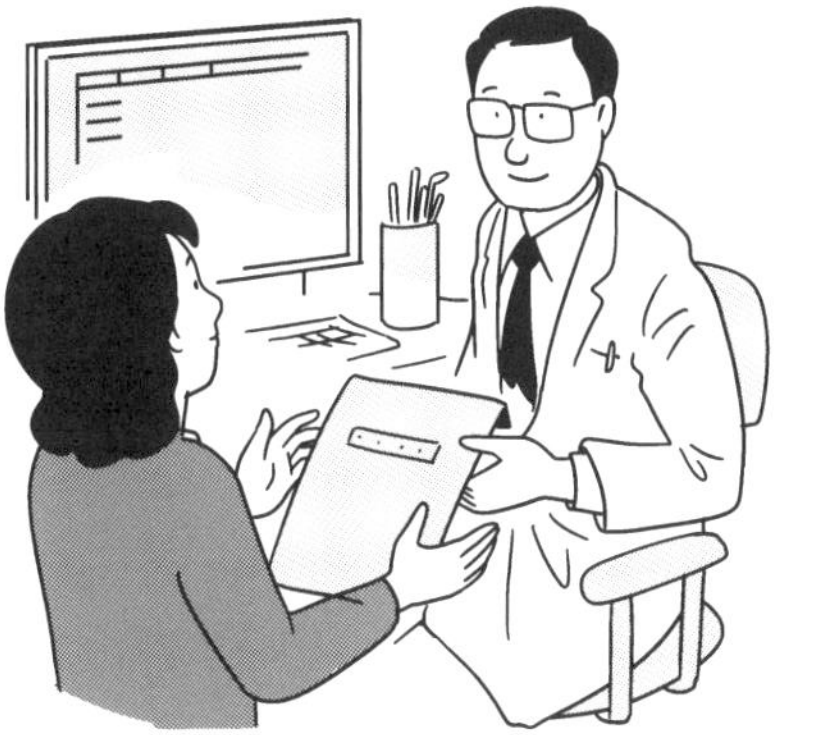

うつ病を発症して休職する場合は、主治医から診断書をもらい、会社に提出することになる。診断書には、病名のほかに必要とされる休養期間の目安が記載される。

Q69 会社が休ませてくれません。どうすればいいですか？

うつ病を発症した要因が職場のストレスにある場合、まずは「環境調整」が不可欠です。環境調整とは、人間関係や仕事量、仕事内容、職場での自分の役割を見直し、心の負担を減らすことで、うつ病の治療法の基本になります。これは、家庭内でも行う必要がありますが、職場のストレスを強く感じている人は仕事環境の見直しが先決です。

職場のストレスを軽減する具体的な方法としては、部署異動、仕事量の軽減、労働時間の適正化などがあります。まずは、こうした環境調整を試してみましょう。

ただし、うつ病を発症して仕事に支障が出るほどの強い抑うつが現れている場合は、Q68で説明したように主治医に相談して休職したほうがいいこともあります。

問題は、主治医から診断書をもらって会社と話し合いをしても休職が認められない場合です。会社側にもさまざまな事情があり、すぐに休職されたら困ることもあるかもしれません。ひとまず環境調整を試しながら、会社側の上司や人事の担当者ともよく相談して、話し合うことが大切です。

（三村　將）

Q70 自分がうつ病であることを会社や友人に伝えたほうがいいですか？

うつ病の治療を受ける場合、家族や周囲の人の理解やサポートが必要です。特に、周囲の人の正しい理解（病気のためにできないという理解）がないと、「怠けている」「いつも休んでばかりいる」といった誤解を受けることになります。

とはいえ、うつ病であることを会社や友人に打ち明けられない人も多いでしょう。特に、保守的な風習が色濃く残っている環境では、心の病気であることを口にするのが難しい場合も少なからずあります。

そうした中でも、**自分がうつ病であることを伝えたほうがいいのは、会社の上司、あるいは産業医**（Ｑ71を参照）です。上司、産業医に治療の経過を報告し、病気であるために何が困難なのか、治療のためにどのようなサポートが必要なのかを相談します。そして、職場の同僚の協力を仰ぐ場合は、上司から伝えてもらうようにします。

友人や知人には心配をかけないためにも、ある程度抑うつから回復するまで、しばらく距離を置いたほうがいいかもしれません。

（三村　將）

Q71 仕事を休んで休養を取りたいのですが、誰に相談すればいいですか？

Q68で説明したように、うつ病を発症して休職を検討する場合は、主治医に相談するのが一般的です。また、勤務先に産業医がいる場合、健康不安による休職について相談に乗ってもらえます。

産業医とは、事業主（会社など）と業務契約を結び、従業員の健康管理を行う医師のことです。医療機関の医師とは違って治療は行いませんが、従業員が働ける状態かどうかを判定し、配置転換、労働時間の適正化、休暇・休職の必要性などを意見書にまとめて事業主に助言することができます。勤務先に産業医のいる人は、面談（保健指導）を申し込んで心の不調を相談してみてください。

（三村　將）

産業医の特徴

活動する場所	⇒ 企業内
対象者	⇒ 体調のすぐれない人、健康な人
業務内容	⇒ 就業環境、健康全般にかんする指導や助言 ⇒ 就労制限や、就労可能かなどの判断
事業主への勧告権	⇒ ある

Q72 会社で働く自信がありません。退職したほうがいいですか？

うつ病の人は、自分が置かれている状況を冷静に考えられなくなっており、焦燥感《しょうそう》が募って投げやりな決断をしてしまいがちです。

特に、職場からのストレスでうつ病を発症した人の中には、仕事でミスが多発して自分に自信を持てなくなり、ある日突然、上司に辞表を提出して退職してしまうケースも見られます。また、うつ病になって家庭の雰囲気が険悪になり、夫婦ゲンカをしたり、離婚話にまで進展したりすることもあります。

しかし、うつ病の症状が強い時期に自信欠乏や強い焦り、判断力の低下などで場当たり的な決断をしてしまうと、あとでうつ病から回復したときに後悔することも少なくありません。

ですから、うつ病が重い状態では、退職、離婚といった重大な決断をしてはいけません。職場や家庭の問題は先送りしてもかまわないので、症状が快方に向かって冷静な判断力を取り戻すまでは、ゆっくり休むことを心がけてください。

（三村　將）

Q73 休職中の収入減が心配です。何かいい方法はありますか？

うつ病の治療のために勤務先を休職すると、その期間は賃金の一部が減額されたり、支給停止の措置が取られたりすることが多いようです。そうした休職中の収入減少は、家族を養う人にとっては大きな問題といえるでしょう。

会社員などで健康保険に加入している人は、「傷病手当金」を受けられることがあります。傷病手当金とは、病気やケガ（労災保険の給付対象は除く）が原因で連続して3日以上勤め先を休んだ場合、4日め以降から休んだ日数分、1日当たり標準報酬日額の3分の2が、1年6ヵ月まで支給される制度です。なお、休職期間中に勤務先から給料が支払われる場合は、差額分のみ支給されます（給料額のほうが多い場合は支給されない）。くわしくは、全国健康保険協会に問い合わせてください。

ほかにも、国の制度として**「自立支援医療」**（精神通院医療）や**「障害者手帳」**（精神障害者保健福祉手帳）、**「高額療養費制度」**などがあり、それらを利用すると通院治療費が減額されたり、一部払い戻しを受けられたりします。

（三村　將）

Q 74
病気が回復したのですぐ職場に戻りたいのですが、大丈夫ですか？

うつ病が回復期を経て寛解し、再発予防期に入れば職場に戻って仕事を再開できるようになります（うつ病の経過についてはQ67のチャートを参照）。

しかし、寛解とは病気の兆候が消退した状態であり、完治したわけではありません。そのため、うつ病が再発しないように服薬を続けながら、職場復帰が可能なのかどうかを慎重に判断する必要があります。

また、復職までのスケジュールや担当する仕事内容をあらかじめ会社と相談するなど、環境調整を行っておくことも重要です。（三村　將）

再発予防期は服薬の継続が重要

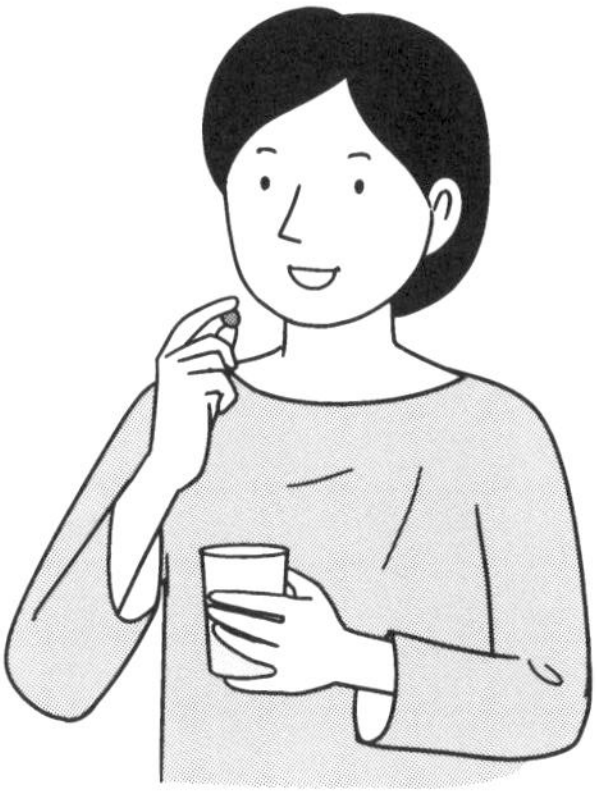

うつ病が寛解すれば、職場復帰が可能になる。しかし、当面は引き続き服薬が必要。初めてうつ病になった人は６ヵ月以上、再発した人は１～２年程度、服薬を続ける。

Q 75 職場復帰にはリハビリテーションが必要といいますが、何をするのですか？

うつ病が寛解して職場復帰を検討する場合、その準備として「リワークプログラム」（復職支援）を受ける方が増えています。リワークプログラムは、心の不調で仕事から離れていた人のために精神科で行うリハビリテーションで、職場復帰ができるように心身の状態を整えることと、病気の再発や再休職を予防することを目的に実施されます。その主な内容は、自分自身を理解する「心理教育」、実務活動を行う「オフィスワーク」、複数人で共同作業を行う「グループ作業」です。

通常は1日6時間程度のプログラムを週2日から始め、参加状況や回復具合を見ながら週3～5日と日数を増やし、無理のない復職をめざします。リワークプログラムには、健康保険や自立支援医療が適用されます。希望する人は主治医に相談してください。

また、産業医面談をして復職診断を受けたのちに、職場内で就業練習の期間を設けて段階的に復職していくことも増えています。これは、「リハビリテーション勤務」と呼ばれています。

（三村　將）

Q76 家で家族といるとストレスがたまり苦痛です。入院したほうがいいですか？

うつ病の患者さんで入院したほうがいいのは、次のような場合です。

●「死ねばらくになれる」など、自殺念慮《ねんりょ》が強い
●食欲が減退して、体が著しく衰弱している
●焦燥《しょうそう》感が強く、いつもイライラしている
●高血圧、糖尿病、心臓病などの合併症がある
●家族などの同居者に、抑うつの誘因があり、距離を置く必要がある
●育児や親の介護などで忙しく、じっくりと休養できる家庭環境ではない

うつ病で入院するのは自殺念慮が強いなど症状の重い人が中心ですが、自宅で家族といっしょにいるとストレスで抑うつが強くなり、心が休まらない場合も入院したほうがいいことがあります。まずは、家庭内の環境調整（居室を別々にするなど）で改善できないのか、本当に入院が必要なのかを主治医と相談してください。

なお、うつ病の患者さんの入院期間は1～3ヵ月以内が目安になります。（三村　將）

Q77 食欲がないときは食べなくてもいいですか？

うつ病を発症してまもない急性期は、食欲がわかなくなります。全く食べられない状態が何日も続くようなら病院に入院しなければなりませんが、少しずつでも毎日食べられるのなら大丈夫です。

食べられない状態なのに1日3食の食習慣を自分に課すと、それがプレッシャーになって病気の回復が妨げられます。急性期で食欲がわかないときは無理に食べようとせず、食べられる物を食べながら、ゆっくりと休養することを心がけてください。

ただし、急性期から回復期に入ったら、1日3食を規則正しくとることがすすめられます。というのも、規則正しい食事は「体内時計」（概日《がいじつ》リズム）を整えることに役立つからです。体内時計とは、覚醒《かくせい》・睡眠のリズムをつかさどる体の働きのこと。うつ病の急性期には体内時計が乱れやすく、自律神経（意志とは無関係に内臓や血管の働きを支配する神経）の働きやホルモン分泌《ぶんぴつ》のバランスがくずれています。

回復期に適切な睡眠時間を確保し、1日3食を規則正しくとると、体内時計の働きが整い、うつ病が快方に向かいやすくなります。

（三村　將）

Q78 朝どうしても起きられません。ずっと寝ていてもいいですか？

Q77で説明したように、うつ病の人は体内時計（概日《がいじつ》リズム）が乱れがちです。１日じゅう寝てばかりの生活は体内時計を乱す原因になるので、毎日決まった時間に起床・就寝する必要があります。

理想は早寝早起きの生活です。朝が苦手なら少し寝坊してもかまいませんが、できるだけ毎日決まった時間に起床・就寝するように心がけましょう。

ところで、うつ病になると早朝覚醒《かくせい》などの睡眠障害に悩まされがちですが、長く眠ればいいわけでもありません。うつ病の人の中には、熟睡した翌日に抑うつがひどくなったり、逆にあまり眠れなかった翌日に症状が軽くなったりすることもあります。

実際に、このようなうつ病の性質を応用した「断眠療法」（Q63を参照）という治療法も以前はよく行われていました。また、不眠症の治療では認知行動療法の一つとして「睡眠制限療法」がすすめられます。床上時間（就寝から起床まで寝床で過ごす時間）を制限し、必要な時間だけ睡眠を取ることが心の平静に役立つといえるでしょう。（三村　將）

Q79 うつ病の治療中に妊娠しても大丈夫ですか？

妊娠・出産を望むすべての女性にとって、うつ病は大きな問題です。

そもそも、女性は男性に比べて約2倍、うつ病にかかりやすく、妊娠・出産する周産期では女性ホルモンのバランスの変化、育児の不安からうつ病を招きやすいのです。それまで健康であっても周産期のうつ病を発症する女性もおられるわけですから、現在、うつ病の治療を受けている女性が妊娠すれば、症状が悪化するリスクはありえます。

うつ病の女性が妊娠すると、本人の病状が悪化するリスクだけでなく、服薬によるおなかの赤ちゃんへの影響も懸念されます。抗うつ薬や気分安定薬の多くは妊婦に禁忌《きんき》ではないものの、まれに心血管性奇形、遷延《せんえん》性肺高血圧症などの影響が生じることがあります（左ジペーの表を参照）。さらに、発育不全、新生児けいれん、早産などを招くリスクも報告されています。ですから、妊娠中は薬物を減量ないし中止することも考えることがあります。その一方、うつ病そのものが早産のリスクを高めるほか、母体の健康を悪化させたり、赤ちゃんの発育や育児を妨げたりする可能性が高いことにも注意が必要です。

したがって、薬物療法でうつ病の症状が安定することを優先するかどうかは、ケース

抗うつ薬・気分安定薬による胎児への影響

薬の種類	懸念される影響
抗うつ薬全般	⇒ 新生児不適応症候群、遷延性肺高血圧症
三環系抗うつ薬	⇒ 心血管性奇形
SSRI（抗うつ薬）	⇒ 心血管性奇形、神経管閉鎖不全
炭酸リチウム（気分安定薬）	⇒ エブスタイン奇形
バルプロ酸ナトリウム（気分安定薬）	⇒ 神経管閉鎖不全、形態学的先天異常、認知機能障害、発達障害
カルバマゼピン（気分安定薬）	⇒ 形態学的先天異常

バイケースで慎重に考える必要があります。

うつ病の治療を受けている女性の妊娠・出産には一定のリスクを伴いますが、妊娠や出産がいけないわけではありません。うつ病が寛解した状態で計画的に妊娠すれば、薬物療法を中止しても環境調整などの基本的なケアで、母子ともに健康な状態で出産を迎えられることも少なくありません。

そのために医療現場では、母体（患者さん）の精神状態の悪化や身体的な急変、赤ちゃんに生じる不測の事態に備え、精神科のスタッフと産婦人科のスタッフが緊密な連携体制を構築していることが必要です。うつ病の女性が妊娠・出産を希望する場合、まず病状が十分に回復しているかどうかに留意してください。

（三村　將）

Q80 お酒やタバコは控えたほうがいいですか？

アルコール、カフェイン、タバコの煙に含まれる成分には依存性があり、中毒・離脱症状として抑うつが現れることがあります。

ですから、うつ病を発症した人は、お酒やコーヒーの飲みすぎを控えるとともに、禁煙を心がけたほうがいいでしょう。

また、上のリストにまとめたように、ほかにも抑うつを生じる物質がいくつかあります。中には、不眠症の治療で用いる抗不安薬、痛みの治療で用いるオピオイドなどもあります。

他科の治療でこうした薬剤が必要なときは医師にうつ病であることを伝え、処方量を調整してもらってください。


（三村　將）

抑うつを引き起こしやすい物質

アルコール
カフェイン
幻覚剤（フェンシクリジンほか）
揮発性物質
オピオイド
鎮静・催眠・抗不安薬
刺激剤（アンフェタミン、コカインほか）
タバコ

出典：American Psychiatric Association, 2013

第8章

うつがよくなる食事や運動などについての疑問17

Q 81 「栄養型うつ」とはどのような状態ですか？

「栄養型うつ」＝栄養の問題に起因するうつ状態

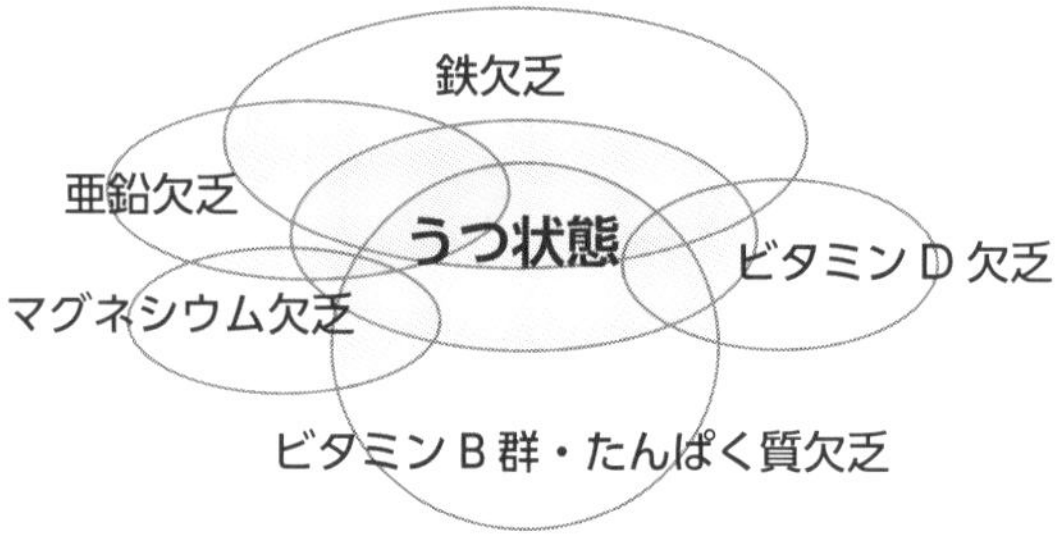

「栄養型うつ」とは、栄養の問題に起因するうつ状態のことで、一般的なうつ病に、「栄養型うつ」が重なっていることも少なくありません。例えば、鉄欠乏症によるうつ状態の場合、鉄を補うことで、鉄欠乏に起因する部分のうつ症状は改善されます。しかし、このような栄養の問題は、精神科治療において、見逃されがちです。

「栄養型うつ」という言葉は、正式な医学用語ではありません。うつ状態に栄養の問題が関与している可能性を、一般の方に啓発するために命名された用語です。「栄養型うつ」の判断には、後述のチェックリストや血液検査などが参考になります。また、うつ病だけでなく、アルコール依存症、認知症、発達障害、統合失調症などにおいても「栄養型うつ」が併存している可能性があります。（奥平智之）

Q 82 どんな栄養が不足すると慢性疲労やうつ状態になりやすいですか？

脳細胞などの「エネルギー産生」に大切な栄養素

細胞内のミトコンドリアはエネルギー産生工場

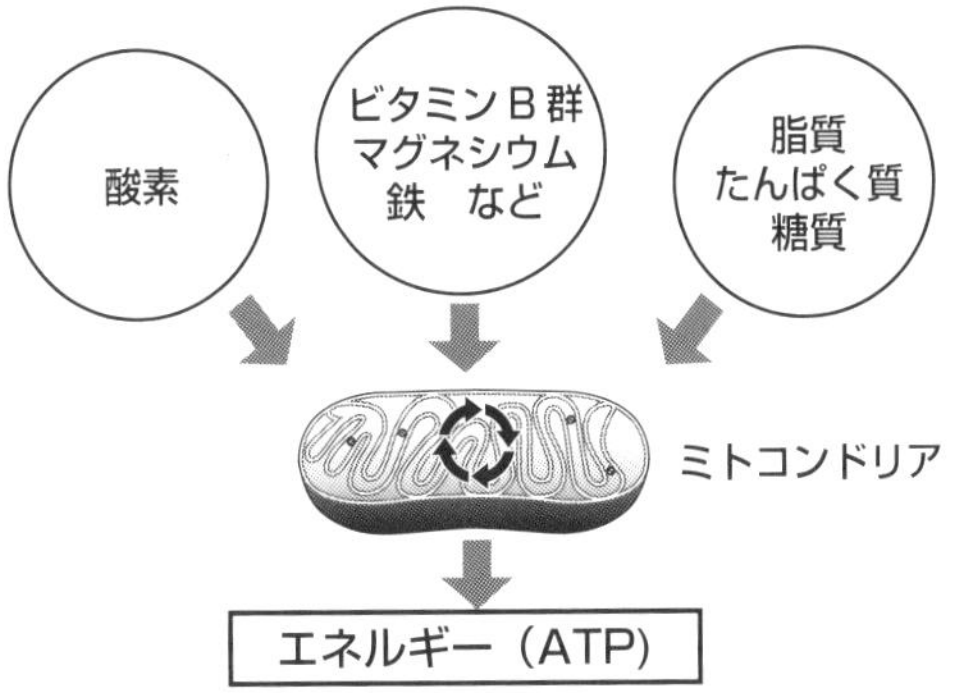

出典：「血液栄養解析を活用！うつぬけ食事術」
（奥平智之著、KK ベストセラーズ）

ミトコンドリアは、細胞のエネルギー産生工場です。三大栄養素である脂質やたんぱく質、糖質からエネルギーを作るには、ビタミンB群や鉄、マグネシウムが重要です。これらの栄養素が欠乏すると、エネルギーが効率よく作れなくなり、疲れやすいなどの症状はもちろん、脳の神経細胞を含む、全身の細胞の機能が低下する可能性があります。

また、ビタミンB群やビタミンDなどのビタミン、鉄や亜鉛・マグネシウムなどのミネラルが欠乏しても、慢性疲労やうつ状態になりやすくなります（Q83を参照）。

（奥平智之）

Q 83 セロトニンやドーパミンを作るのに栄養が重要なのはなぜですか？

「神経伝達物質」の生成に関与する栄養素

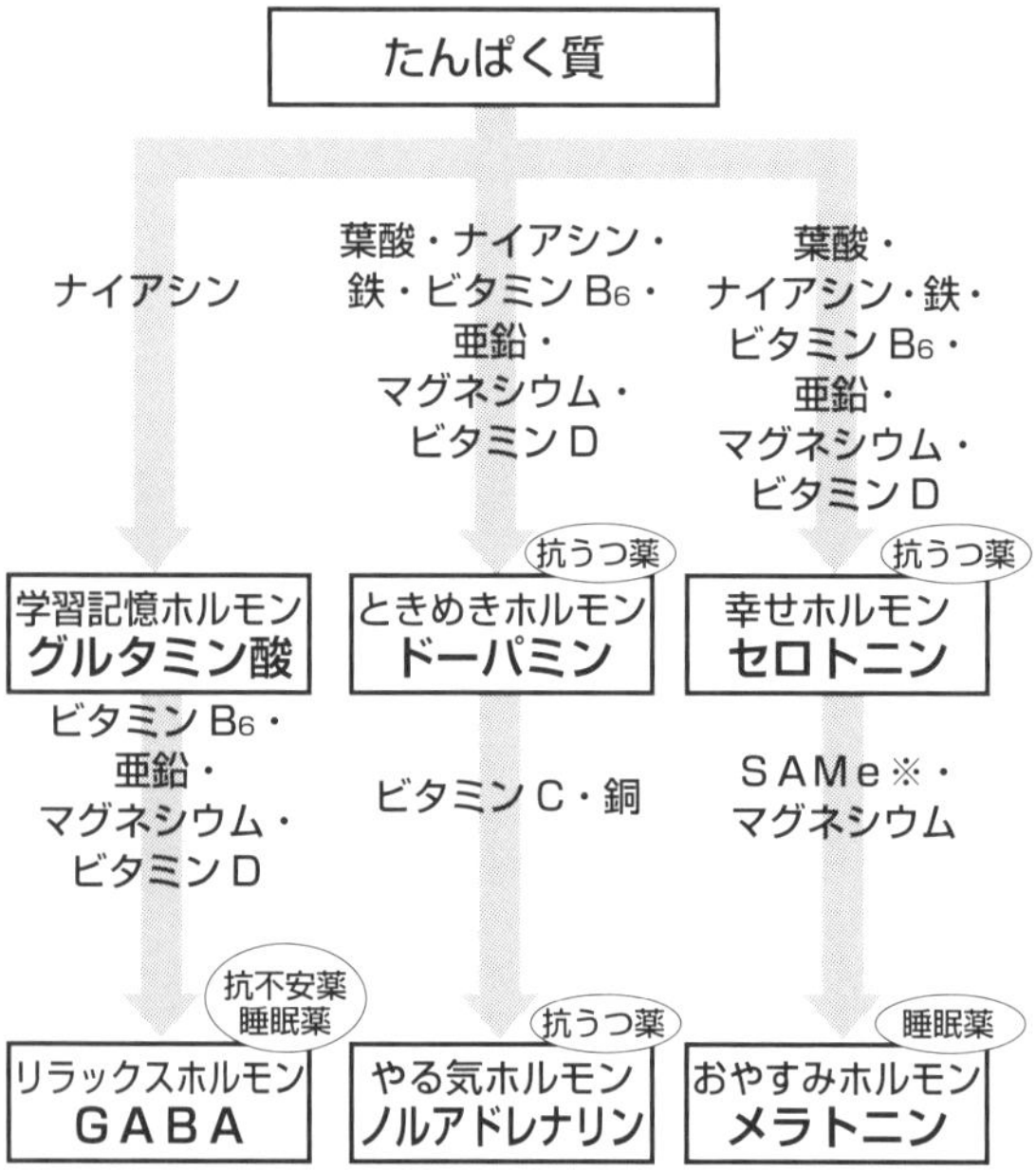

※：SAMe＝アミノ酸の一種
（楕円）：精神科の薬が効くところ

出典：「食べてうつぬけ　鉄欠乏女子（テケジョ）救出ガイド」（奥平智之著、主婦の友社）

脳内神経伝達物質の原材料はたんぱく質です。たんぱく質から神経伝達物質を作るには、さまざまな酵素が働く必要があります。

上の図に示した栄養素は、酵素を活性化させることで、脳内神経伝達物質をスムーズに作る手助けをします。

（奥平智之）

Q 84 貧血がないのに、鉄欠乏でうつ状態になることがあるって本当ですか？

「貧血のない鉄欠乏」を見抜くための参考値

	赤信号	黄色信号	青信号（理想値）
MCV（赤血球の大きさ）単位＝fl（フェムトリットル）	90未満	93未満	95程度
フェリチン（貯蔵鉄）単位＝ng/ml（ナノグラム/ミリリットル）	25未満	50未満	有経女性・子供の場合 50～80

※ TIBCの300ルール：
TIBC（μg/dl）＝「鉄を運ぶトラック」の総数
300より高い場合：鉄不足の可能性
300より低い場合：炎症の可能性
※ 炎症がある場合：MCV↓、フェリチン↑、TIBC↓になるので注意

赤血球の鉄が欠乏すると、貧血になります。鉄は、脳細胞を含む全身の細胞のエネルギー産生やセロトニンの産生にも必須《ひっす》ですが、赤血球の鉄は酸素を運ぶ重要な役割があるため、鉄は赤血球に優先されます。そのため、貧血まで至らなくても、鉄欠乏でうつ状態になる可能性があります。鉄欠乏の有無は、主に上記の血液検査項目で判断します。鉄が不足するにつれ、赤血球は小さくなり（ＭＣＶ↓）、細胞に貯蔵されている鉄は少なくなります（フェリチン↓）。また、不足しているところに鉄を運ぶ必要があるため、鉄を運ぶトラックの役割を担うＴＩＢＣは増えます（上の表を参照）。

（奥平智之）

Q85 「鉄欠乏うつ」が、女性や子供に多いのはなぜですか？

女性は、生理による出血で鉄を失うため、生理がある女性の約6割が、フェリチン25ng／ml未満の鉄欠乏です。また、鉄は、細胞分裂に欠かせないミネラルであるため、性別にかかわらず、成長期の子供の鉄欠乏にも注意が必要です。女の子にとっては、「生理の始まりは、鉄欠乏の始まり」といっても過言ではありません。鉄欠乏は、記憶力や集中力など学業の成績や、運動のパフォーマンスにも影響します。

生理のある女性や成長期の子供が、うつ状態である場合、その背景に鉄欠乏に起因するうつ状態＝「鉄欠乏うつ」が隠れていないかを、精査する必要があります。

まずは、左のページにある「チェックリスト」を確認し「爪《つめ》チェック」を行いましょう。爪の丸み（アーチ）が減って平たくなり、爪が軟らかくなってきたら要注意。鉄欠乏のサインかもしれません。爪に縦線が増えてきたら、酸化ストレスや慢性炎症のサインかもしれません。鉄欠乏の改善には、鉄とたんぱく質の摂取が重要です。肉や魚、卵などの動物性たんぱく質を意識してとりましょう。

（奥平智之）

「鉄欠乏うつ」チェックリスト

当てはまる項目をチェックしてください。

- □爪に丸みが少ない、割れやすい、軟らかい
- □硬いものを噛みたくなる（氷、爪、あめ、えんぴつなど）
- □足がムズムズする、落ち着きがない
- □あざができやすい、髪の毛が抜けやすい
- □注意力散漫、集中力がない
- □のどの不快感、飲み込みにくい、声が小さい
- □頭痛、肩こり、めまい、胃弱
- □冷え性、疲れやすい
- □生理前の不調、生理痛が重い
- □出産経験、出血（生理、痔、鼻血、消化管出血）

チェックの数が３つ以上は黄色信号！

チェックの数が５つ以上は赤信号！

出典：「血液栄養解析を活用！うつぬけ食事術」（奥平智之著、KK ベストセラーズ）

「爪チェック」で鉄欠乏を見抜く！

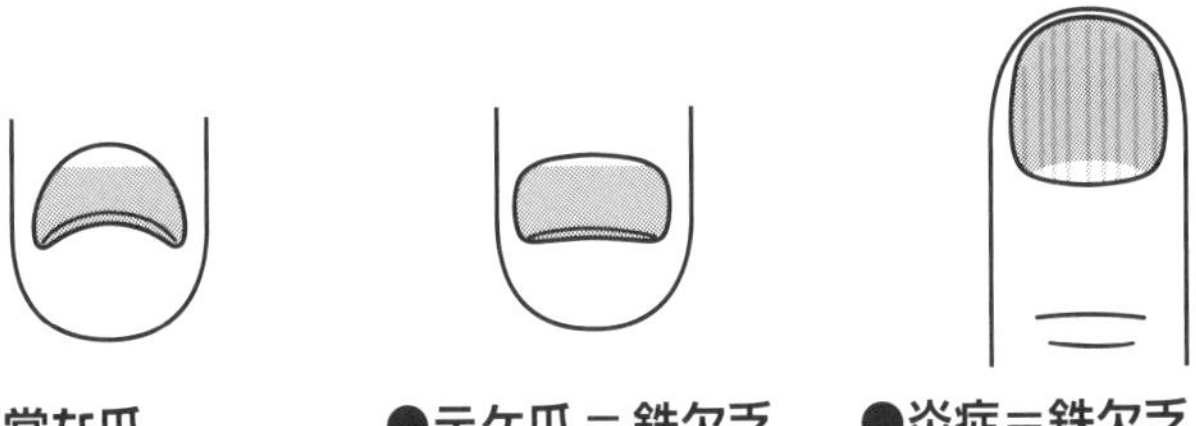

●正常な爪
丸いアーチがある。爪の下の皮膚が薄い。ピンク色をしている。

●テケ爪＝鉄欠乏
丸いアーチがない。薄くて割れやすい。爪の下の皮膚が白っぽい。指先が冷たい。

●炎症＝鉄欠乏
爪の縦線は炎症・酸化・ストレスのサイン（過労、加齢など）。

Q 86

たんぱく質とビタミンB群が、うつ状態に影響するのはなぜですか？

「ビタミンB群＋たんぱく質欠乏うつ」チェックリスト

当てはまる項目をチェックしてください。

- □集中力や記憶力が落ちた
- □悪夢を見る
- □音に敏感になった
- □疲れやすい
- □口内炎や口角炎がよくできる
- □筋力が低下した
- □むくみやすい
- □ストレスが多い
- □肉・魚・卵をあまり食べない、少食
- □糖質過多、お菓子・清涼飲料水・アルコールをよくとる

チェックの数が3つ以上は黄色信号！

チェックの数が5つ以上は赤信号！

出典：「血液栄養解析を活用！うつぬけ食事術」（奥平智之著、KKベストセラーズ）

うつ状態には、主にセロトニン、ノルアドレナリン、ドーパミンなどの脳内神経伝達物質がかかわっています。これらを作るには、もととなるたんぱく質に加え、ナイアシン・ビタミンB_6・葉酸などのビタミンB群が必要です。また、ビタミンB群は脳細胞のエネルギー産生にも重要で、ビタミンB群の欠乏は、うつ状態につながります。ビタミンB群とたんぱく質は、「栄養型うつ」治療のベース。肉や魚、卵などの動物性たんぱく質にはビタミンB群も豊富です。（奥平智之）

Q 87
冬季うつ病はビタミンD欠乏で起こるというのは本当ですか？

「ビタミンD欠乏うつ」チェックリスト

当てはまる項目をチェックしてください。

- □冬のほうが憂うつ・体調不調
- □下痢、便秘、おなかの調子がよくない
- □カゼ・インフルエンザにかかりやすい
- □花粉症がある、歯周病がある
- □骨粗鬆症、骨折したことがある
- □不妊・流産の経験
- □外出時はしっかり紫外線（UV）カット
- □肥満傾向、高齢者
- □屋内で過ごすことが多い
- □魚をあまり食べない

チェックの数が３つ以上は黄色信号！

チェックの数が５つ以上は赤信号！

出典：「血液栄養解析を活用！うつぬけ食事術」（奥平智之著、KK ベストセラーズ）

セロトニンやドーパミンをスムーズに作るには、ビタミンDが必要です。ビタミンDは日光により皮膚で生成されますが、冬は日照量が不足していることから、ビタミンDが欠乏しやすくなります。緯度が高く日照時間の短い北国ほど、冬季うつ病の発症率が高いとわかっています。

ビタミンD欠乏は、セロトニンの産生低下、慢性炎症、免疫力低下、コルチゾールの過剰分泌《ぶんぴつ》につながる可能性があります。そのため、欠乏すると、うつ状態になりやすいと考えられます。

（奥平智之）

Q 88

うつ病の人は、亜鉛が欠乏しやすいと聞きましたが、なぜですか？

「亜鉛欠乏うつ」チェックリスト

当てはまる項目をチェックしてください。

- □食べ物の味が薄く感じる、嫌な味がする
- □月経不順（女性）、精力減退（男性）
- □爪に白い点々（斑点）がある
- □髪の毛が抜けやすい
- □カゼを引きやすい
- □下痢、胃弱、食欲低下
- □乾燥肌などの皮膚症状がある
- □虫刺されや傷口が化膿しやすい
- □物忘れがある
- □加工食品やアルコールをよくとる

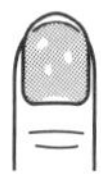

チェックの数が３つ以上は黄色信号！

チェックの数が５つ以上は赤信号！

出典：「血液栄養解析を活用！うつぬけ食事術」（奥平智之著、KK ベストセラーズ）

うつ病の人が低亜鉛血症の傾向にあることは、大規模な研究で明らかになっています。主な理由は３つあります。

①食事量の低下に伴い、亜鉛が欠乏する。

②うつ状態で、酸化ストレスや慢性炎症があると、亜鉛の需要が増える。

③一部の精神科薬やさまざまな薬が、亜鉛と結合し、亜鉛の吸収を低下させるキレート作用を引き起こす可能性がある。

また、亜鉛が欠乏すると、脳の神経細胞がダメージを受け、負のスパイラルに陥りやすいと考えられます。

（奥平智之）

Q 89

マグネシウムが欠乏してもうつ状態になりやすいですか？

マグネシウムは、神経細胞のエネルギーやセロトニンの産生に重要です。重度のマグネシウム欠乏はうつ状態になりますが、単独で欠乏することは通常ありません。

亜鉛と同様に、副腎《ふくじん》から分泌《ぶんぴつ》されるストレスに対抗するホルモン（コルチゾール）の調整にもかかわっているため、欠乏すると、神経細胞死が促されます。また、亜鉛やマグネシウムが欠乏すると、グルタミン酸が神経を過剰に刺激して、神経細胞を死に至らしめます。神経細胞の死は、うつ状態の一因となります。

（奥平智之）

「マグネシウム欠乏うつ」チェックリスト

当てはまる項目をチェックしてください。

- □足がつりやすい
- □まぶたがピクピクする
- □筋力低下、筋肉痛になりやすい
- □頭痛、生理痛になりやすい
- □疲れやすい
- □物忘れがある
- □手足がしびれる、けいれんする
- □高血圧
- □アルコールやカフェインをよく飲む
- □加工食品をよく食べる

チェックの数が３つ以上は黄色信号！

チェックの数が５つ以上は赤信号！

出典：「血液栄養解析を活用！うつぬけ食事術」（奥平智之著、KK ベストセラーズ）

Q
90

ストレスが多いと、栄養不足になりやすいですか？

活性酸素や慢性炎症などのストレスがあると、酸化や炎症を改善するために、抗酸化に必要なビタミンCやビタミンE、抗炎症作用のあるオメガ3系脂肪酸などに加えて、マグネシウムや亜鉛、ビタミンB群、ビタミンDなどの栄養素の需要が増します。

また、ストレスにより、副腎《ふくじん》からコルチゾール（ストレスに対抗するホルモン）が過剰に分泌《ぶんぴつ》されると、たんぱく質の合成が抑えられ、分解が進みます。ストレスが原因で、慢性の便秘になったり、アルコールを飲みすぎたりすると、腸内環境が悪化し腸内細菌によるビタミンB群の産生が期待できなくなります。胃腸の機能が落ち、食べ物の消化吸収が低下する可能性もあります。

（奥平智之）

「ストレス」による栄養面の弊害

酸化ストレス・慢性炎症	酸化ストレス（活性酸素）や慢性炎症に伴い、各種栄養素の需要が増す。
コルチゾールの分泌	抗ストレスホルモンである「コルチゾール」の上昇に伴い、たんぱく質の分解が進む。
腸内環境の悪化	腸内環境悪化に伴い、腸内細菌によるビタミンＢ群の産生が低下する。

Q91 お菓子や清涼飲料水などの糖質のとりすぎは、うつ状態の回復を妨げますか？

お菓子や清涼飲料水に多く含まれる精製糖（砂糖）や異性化糖（ブドウ糖果糖液糖など）をとりすぎると、脂肪肝による炎症や、腸内でのカンジダ（カビ）の異常繁殖による慢性炎症につながります。

その結果、セロトニンの産生が低下したり、コルチゾールが過剰に分泌《ぶんぴつ》されたりするため、うつ状態の回復が妨げられる可能性があります。また、慢性炎症により神経細胞が過剰に興奮して、神経細胞を死に至らしめることも、うつ状態の回復に影響を与えます。

（奥平智之）

「糖質のとりすぎ」による弊害

慢性炎症	慢性炎症は、コルチゾールの過剰分泌や神経細胞の異常興奮をもたらし、神経細胞死につながる。糖質過多は、腸のカンジダの異常繁殖や脂肪肝といった炎症のリスクを高める。
血糖調節障害	血糖の乱高下に伴い、交感神経の過緊張（イライラ・発汗・動悸・不眠）や、低血糖症状（集中力の低下・倦怠感・甘い物への渇望）などが見られる。低血糖を緩和するために、コルチゾールの分泌が促進される（コルチゾールはストレスに対抗するホルモンでもある）。
糖化	AGEs（終末糖化産物）の産生（＝糖化）は、慢性炎症や酸化ストレスにつながる。
ビタミンB群の消費	糖質の代謝においてビタミン B_1 を中心としたビタミンB群の需要が増す。
たんぱく質の不足	お菓子や清涼飲料水などの糖質のとりすぎや、主食の食べすぎで、たんぱく質の摂取が減る可能性がある。

Q 92
自己流でサプリメントをとってはいけないといわれました。なぜですか？

サプリメントをどの程度摂取するべきかは、検査、病態、症状などを考慮しながら、適切に判断する必要があります。特に、脂溶性ビタミンやミネラルは、過剰摂取で弊害を起こす可能性が高くなります。

例えば、鉄。鉄欠乏の症状＝「鉄が単純に足りない」とはかぎりません。体内のどこかに炎症があると、体は細菌に感染したと勘違いして、細菌のエサとなる鉄をフェリチンというたんぱく質の中に蓄え体を守ろうとします。そのため、体に鉄があっても使えず、鉄欠乏の症状が出ることも。鉄のサプリメントをとると、鉄は腸から吸収されずに、腸内のカンジダ菌などの悪玉菌のエサとなり、体に悪影響を及ぼします。

（奥平智之）

サプリメントの服用は医師や専門家に相談

病態把握の必要性	症状や血液検査などから、病態や体質、栄養の問題を明らかにし、とるべき、または、とるべきではないサプリメントを適正に評価する必要がある。個別の疾患や常用薬との相性の確認も必要である。
副作用の評価	服用開始後、症状や血液検査などから、サプリメントの副作用の有無を評価する必要がある（肝機能障害など、自覚しにくい副作用もあるため）。

Q93 胃腸が悪いとうつ状態に影響しますか？

腸と脳の密接な関係は「腸脳相関」と呼ばれており、盛んに研究されています。胃や腸などの慢性炎症は、コルチゾール（抗ストレスホルモン）の慢性的な過剰分泌《ぶんぴつ》につながります。そのような状態が長期間続くと、うつ状態を引き起こす可能性があります。また、腸内細菌叢《そう》が悪化すると、腸内細菌が産生するセロトニンや短鎖脂肪酸（抗炎症物資）が減ることも考えられます。

腸内でカンジダ（カビ）が異常繁殖すると、ミトコンドリアの機能が低下したり、腸から異物が体内に入ったりして、脳に影響を及ぼす可能性もあります。（奥平智之）

「腸脳相関」：腸と脳の密接な関係

慢性炎症	コルチゾールの過剰分泌や神経細胞の異常興奮が神経細胞死につながる。
神経伝達物質の産生低下	腸内細菌叢が悪化すると、腸内細菌が作るセロトニンやドーパミンなどの神経伝達物質の産生量が低下し、うつ状態に影響する。
カンジダの異常繁殖	ミトコンドリアの機能低下、慢性炎症、腸から血中への異物侵入につながる。
消化吸収の低下	胃腸炎や消化酵素不足などで胃腸の機能が低下すると、鉄やビタミンＢ群、たんぱく質などの吸収が低下し、うつ状態に影響する。低胃酸によるミネラルの吸収低下もうつ状態に影響を与える。
ビタミンＢ群の産生低下	腸内細菌叢の悪化に伴い、腸内細菌によるビタミンＢ群の産生が低下する。

Q94 うつ病改善にはウォーキングがいいそうですが、どのくらいやればいいですか？

1999年にアメリカのデューク大学医学部のブルメンタール教授らが実施した大規模研究で、うつ病を運動療法で改善できる可能性があることが報告されています。試験は、うつ病と診断された男女156名を①抗うつ薬を服用するグループ、②運動を行うグループ、③抗うつ薬と運動を併用するグループの3つのグループに分けて4ヵ月間行われました。②と③のグループは、強度が最大心拍数の70～85％になるウォーキングまたはジョギングを週3回行いました。

その結果、抗うつ薬を服用したグループは68・8％、運動をしたグループは60・4％、抗うつ薬と運動を併用したグループは65・5％の人が、うつ状態が改善していました。この結果を見るかぎり、運動には抗うつ薬と同じくらいの効果があるといえるでしょう。

実際に、うつ病の改善をめざすなら、ウォーキングのほかにも、水泳、サイクリングなど自分のペースで行うことができる有酸素運動がおすすめです。最初は「苦し

うつ病の改善につながるウォーキングのやり方

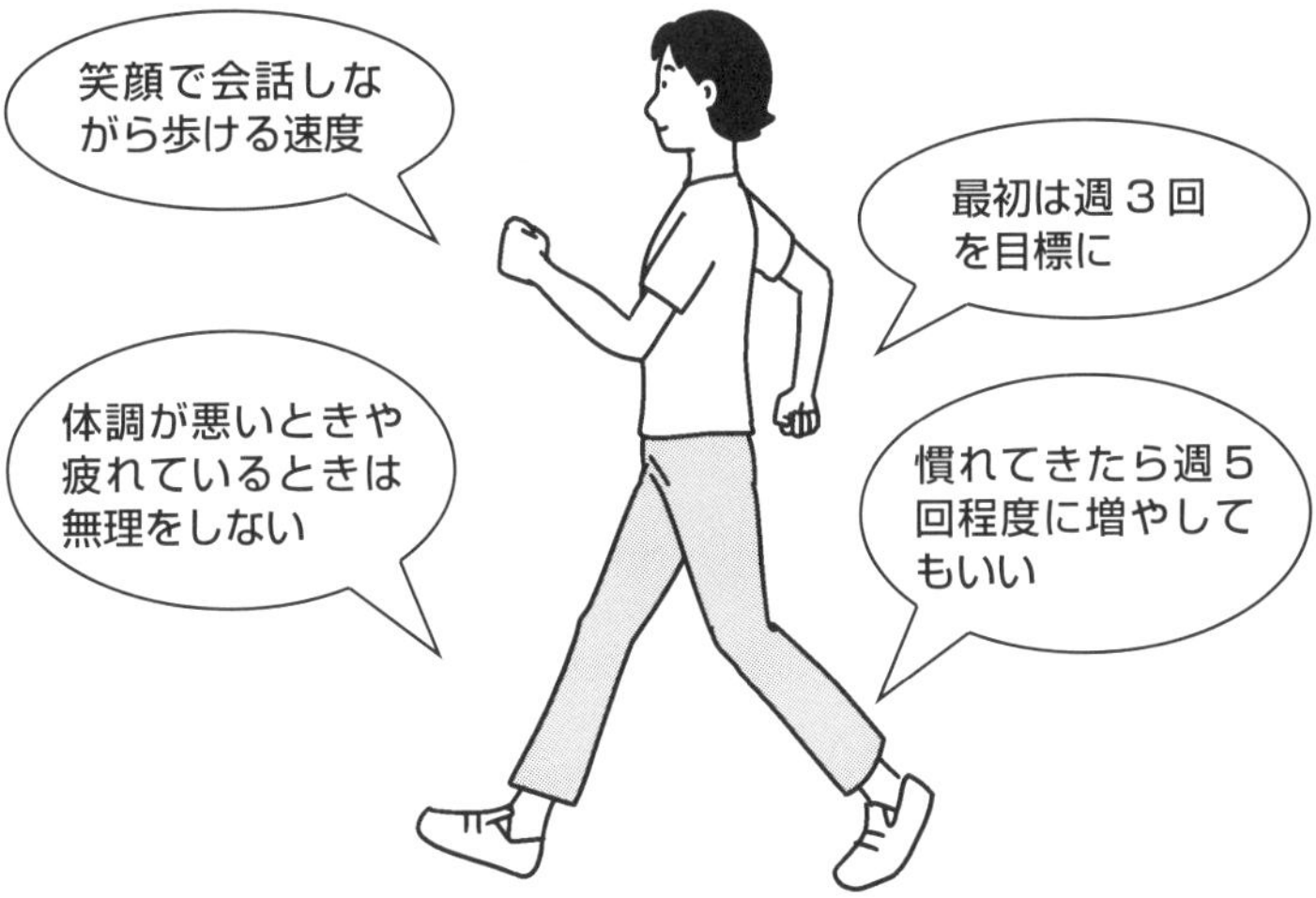
笑顔で会話しながら歩ける速度
最初は週３回を目標に
体調が悪いときや疲れているときは無理をしない
慣れてきたら週５回程度に増やしてもいい

い」と感じない程度の強度にしてください。初めから息が切れるほどの運動をすると、長続きしません。

ウォーキングであれば、笑顔で会話しながら歩ける速度が目安です。週3回のウォーキングを目標にしてください。慣れてきたら週5回程度に増やしても大丈夫です。運動は気分転換になるので、ストレスなどで気分が落ち込む人は、会社の帰りにジムなどで軽く汗を流すのもいいでしょう。

ただし、体調が悪いときや疲れているときに無理に運動するのは逆効果です。自分の体調に合わせて、無理なく実行して継続することが大切です。

（野村総一郎）

Q95 つらい気持ちになったときに心を落ち着かせる方法はありますか？

緊張したりイライラしたり不安感があったりするなど、つらい気持ちになったときは、胸のドキドキや呼吸が激しくなるなど、体にも変化（ストレス反応）が現れます。このようなときに、心だけを落ち着かせようとしてもなかなかうまくいかないでしょう。というのも、ストレス反応には自分の意志ではコントロールできない「自律神経」が深くかかわっているからです。

自律神経には、「交感神経」と「副交感神経」があります。交感神経は、血圧を上げたり、筋肉を緊張させたりする働きがあり、緊張しているときや日中の活動時に優位に働きます。一方、副交感神経は、睡眠中や安静時などのリラックスしているときに優位に働きます。つまり、ストレス反応が起こっているときは、自律神経のバランスが乱れて交感神経が優位に働いていると考えられます。

こうした状態から、副交感神経が優位に働くような状態に変えれば、ストレス反応による体の緊張を和らげ、心を落ち着かせることができます。その方法の一つが「リラクゼーション」です。具体的には、森林浴やアロマテラピー（芳香療法）などがあります。日常生活の中でも、入浴や腹式呼吸によって、副交感神経が優位に働くように導くことができます。

（野村総一郎）

心を落ち着かせる方法

●森林浴

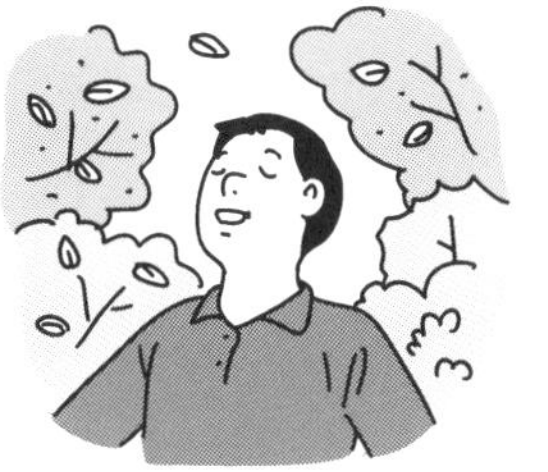

森林の中で清浄な空気を呼吸し、その香気をかぐと、精神的に安らぐ効果があるとされている。

●アロマテラピー

芳香療法、香料治療ともいう。植物から採取された精油を用いて、心身の健康やリラクゼーション、ストレスの解消などを目的とする療法を行う。

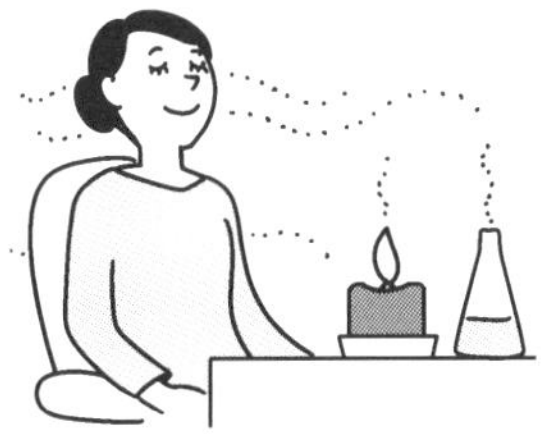

●入浴

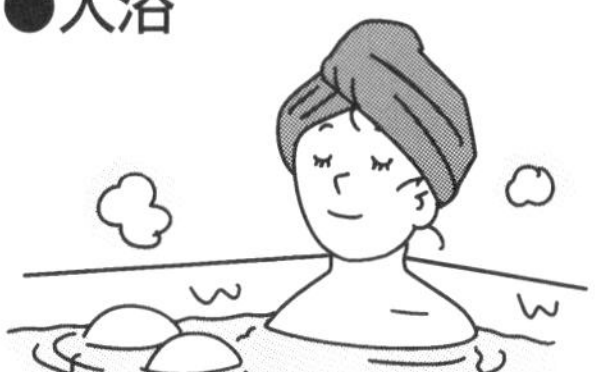

入浴には疲労を回復させる効果のほか、リラックス効果がある。ぬるめのお湯で20分程度の入浴がいいとされている。

●腹式呼吸

鼻から深く息を吸っておなかをふくらませて行う腹式呼吸は、副交感神経を刺激して、心を落ち着かせる効果がある。

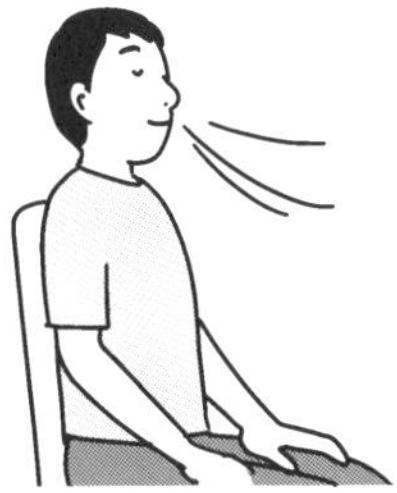

Q 96 朝日を浴びるといいと聞きましたが、どんな効果がありますか？

人の体は夜になると眠りに就き、朝になると目が覚めるようにできています。このサイクルを「日内リズム」（概日《がいじつ》リズム、サーカディアン・リズム）といい、脳の視床下部の体内時計でコントロールしています。ところが、この体内時計は25時間周期でセットされているので、毎日リセットしないとリズムがずれてしまいます。また、うつ病の人は、強い不安感や緊張から寝つきが悪く、昼夜逆転の生活になりがちです。体内時計は自律神経と連動しているので、その乱れは不安症やうつ病の回復の妨げにもなるのです。

朝日を浴びる（目から光の刺激が入る）と、睡眠ホルモンといわれる脳内物質のメラトニンの分泌《ぶんぴつ》が止まり、セロトニンが増えて覚醒《かくせい》に向かいます。すると、**体内時計の1時間のずれが解消され、1日24時間のリズムにリセットされます。**つまり、朝日を浴びることで自然と生活のリズムが整い、うつ病回復の手助けとなるのです。

（野村総一郎）

Q97 うつに効く体操はないですか？

つらい気持ちになっているときは、自律神経の交感神経が優位になっていることが考えられます（Q95を参照）。すると筋肉も緊張し、血圧が高くなったり心拍数が増えたりして、リラックスからはほど遠い状態になります。そんなときは、「漸進的筋《ぜんしんてききん》弛緩法《しかんほう》」を試してみてください。これは、100年ほど前にアメリカの医師、エドモンド・ジェイコブソンによって開発されたリラクゼーション法です。体の一部の筋肉に意図的に力を入れてから一気に力を抜くことで、頭から爪先までの全身の筋肉を徐々にゆるめていく方法です。

やり方は、簡単。イスに座るか、布団の上であおむけになって、体の一部に力を入れて5～10秒間キープします。その後、息を吐《は》きながら一気に力を抜き、20～30秒間キープするのを2回ほどくり返します（くわしいやり方は次㌻参照）。

漸進的筋弛緩法は、副交感神経を優位にして心の緊張をゆるめるほか、血流の改善にも有効です。寝る前に行えば、入眠しやすくなり、疲労回復にも役立つとされています。1日1セット程度行えば、その効果を実感できるでしょう。

（野村総一郎）

漸進的筋弛緩法

各部位の筋肉を5～10秒間緊張させたら、20～30秒ほど力を抜く。各部位とも2回行う。力を入れるさいは、60～70%ぐらいの力で行う。

手

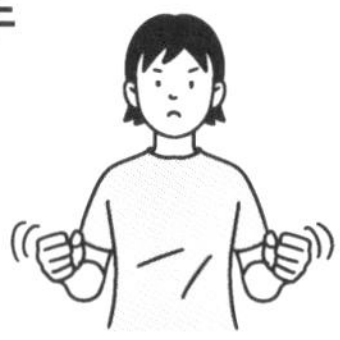

両手に握りこぶしを作り力を入れたら、一気に力を抜く

腕

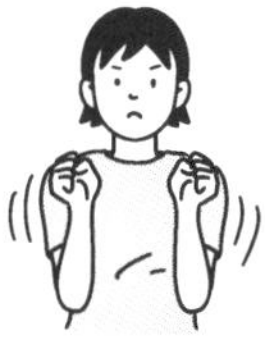

腕を曲げ、わきをしめて力を入れ、一気に力を抜く

肩

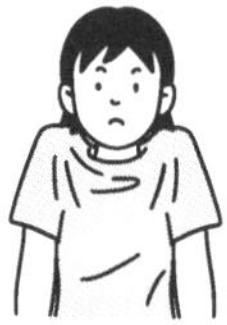

両肩を耳に近づけるようにグッと上げて、ストンと力を抜く

首

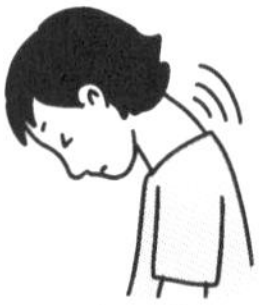

頭を下げて首の後ろを緊張させたら、一気に力を抜く

背中

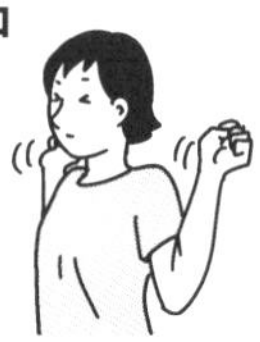

腕を曲げて外側に広げたら、腕の力を抜き、腕を下ろす

顔

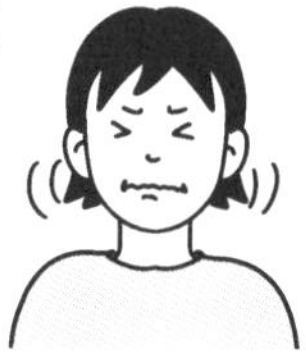

目と口をすぼめて奥歯を噛みしめたら、一気に力を抜く

おなか

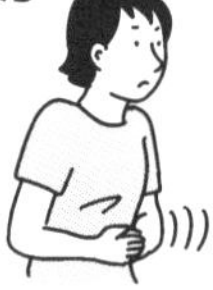

おなかをへこませておなかに力を入れたら、一気に力を抜く

お尻

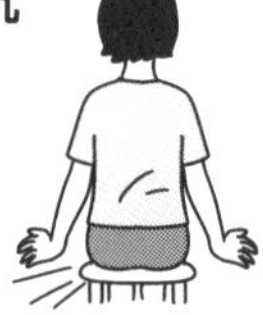

お尻の穴を締めるように力を入れてから、一気に力をゆるめる

足

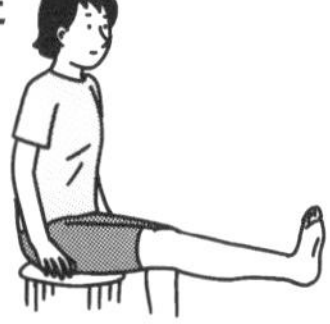

片足を上げ、爪先を上に向けてすねの筋肉を緊張させたら、一気に力を抜く

【ポイント】

●力を抜いたときのじんわりとした余韻を味わうように行うといい。

●緊張させているときも力を抜いているときも筋肉を意識する。

第9章

双極性障害（躁うつ病）についての疑問16

Q98 「双極性障害」とはどんな病気ですか？

双極性障害は、「躁《そう》」と「うつ」の状態がくり返し現れる病気です。かつては「躁うつ病」と呼ばれていましたが、両極端な症状が起こることから、現在は双極性障害と呼ばれ、単なるうつ病（単極性うつ病）とは区別されています。

躁状態のときには気分が高揚し、誰かれかまわず話しかけたり、ほとんど眠らずに動き回るなど、ふだんよりも活動的になります。また、高額な買い物をするなどして財産を失うなど、社会的損失を被ることもあります。一方、うつ状態になると一転して気分が沈み込み、意欲が失われ、抑うつ感に悩まされます。この両極端な状態がくり返されるのが特徴です。

双極性障害にはさまざまなタイプがあり、特に多いのが、躁の状態が強く出やすい「双極Ⅰ型障害」と、躁の症状が軽い「双極Ⅱ型障害」です（左ジペーの図参照）。双極性障害の症状の現れ方は非常に複雑で、見極めが難しく、単なるうつ病だと思ったら、数年たってから躁の症状が出たという事例もあります。こうした点からも、注意深く経過をチェックする必要があります。

（貝谷久宣）

双極性障害の主な特徴

◆「躁」と「うつ」の状態がくり返し現れる
◆症状の現れ方には個人差がある
◆診断は難しく、時間がかかる
◆再発しやすく、慢性化しやすい
◆Ⅰ型とⅡ型があり、躁の状態で分類する
◆ 20 歳前後で発症しやすい
◆発病には、遺伝、成育歴・環境、脳のダメージなどが複雑に関係する
◆ストレスや睡眠不足が発病の誘因になりやすい
◆パニック障害や非定型うつ病など、ほかの精神疾患を併発しやすい
◆春～夏は躁、秋～冬はうつが多くなる

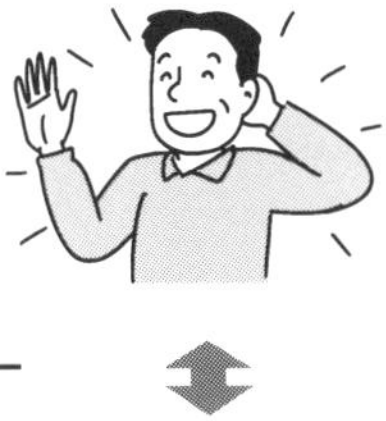

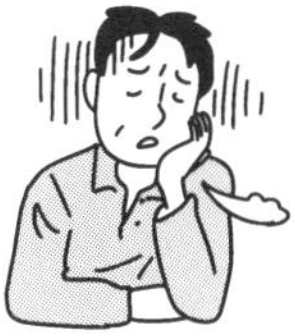

双極Ⅰ型障害と双極Ⅱ型障害の違い

双極Ⅰ型障害

●躁症状が７日以上続く
●躁症状が重症になると、入院が必要になることがある
●躁症状により、社会生活や仕事などに支障が出る
●自殺の危険性はⅡ型や単極性うつ病より高い
●早朝覚醒
●少ない睡眠時間で活発に活動し失敗を恐れない
●誇大な考えや計画が次々と出現する
●注意散漫

双極Ⅱ型障害

●軽躁状態は少なくとも４日間、ほぼ毎日続く
●症状が出ていない時期は、社会生活はあまり損なわれない
●社交的で朗らか、めんどう見がいい傾向がある
●うつ症状期がⅠ型より長い
●不安障害を併発しやすい
●軽い症状が長期間続く
●普通のうつ病（単極性うつ病）やほかの精神疾患と見分けがつきにくい

Q 99 双極性障害とうつ病の違いはなんですか？

双極性障害と単極性うつ病の見分け方

	双極性障害	単極性うつ病
症状	躁状態、うつ状態	うつ状態のみ
経過	再発をくり返す	半数は１回のみ
発症年齢	若年（30代）	幅広い
生涯有病率	0.8％	15％（男性より女性が多い）
治療薬	気分安定薬	抗うつ薬
治療期間	生涯にわたる予防	6ヵ月〜１年
原因	遺伝的体質	ストレス、養育
共通項目	●抑うつ気分　●興味・喜びの減少　●食欲・体重の変化　●睡眠障害　●焦燥感または頭の回転が遅くなる　●疲労感・気力低下　●無価値観・罪責感　●集中力低下　●死を考える　など	

双極性障害とうつ病（単極性うつ病）は、いずれもうつ症状がありますが、全く別の病気であり、治療法が異なります。特に、双極性障害の発症がうつ状態から始まった場合には、うつ病との見分けがつきにくく、単なるうつ病と診断されてしまうこともあります。間違ってうつ病と診断されると抗うつ薬が処方されますが、躁《そう》状態については見過ごされたままとなり、回復が難しくなるので、診断は慎重に行う必要があります。

（貝谷久宣）

Q100 うつ病の人は双極性障害に移行しやすいですか？

双極性障害では躁《そう》症状ばかりが注目されがちですが、実際には、症状がある期間が長いのはうつ症状です。躁症状が目立つⅠ型でも、うつ状態の時期は全病期中32％（躁状態は９％）、Ⅱ型では50％（躁状態は２％）です（Arch Gen Psychiatryの調査より）。つまり、双極Ⅱ型障害の人はほとんどがうつ状態で、躁症状はごくわずかしか出ません。そのため、双極Ⅱ型障害の人はうつ病と診断されることが多いのです。

混乱をさけるため、米国精神医学会では診断基準を作成し、双極性障害という病気の存在をはっきりと打ち出しました。「双極性障害」という病名も、この診断基準で使われる病名を訳したものです。また、うつ病は双極性障害と間違われやすいので、区別するために「単極性うつ病」とも呼びます。

なお、**双極性障害の人の半分以上は、最初はうつ症状から始まるとされています。**海外の研究機関から、「双極性障害の40％はうつ病と診断されていた」「うつ病の外来患者の５人に１人は双極性障害である」といった報告もあります。そのため、治療の中で病名がうつ病から双極性障害に変更されることも珍しくありません。（貝谷久宣）

Q 101 双極性障害になりやすい性格はありますか？

精神医学の世界では、双極性障害になりやすい性格や気質として、「循環気質」「執着気質」「メランコリー親和型性格」の3つがあるとされています。

循環気質は、社交的で親しみやすく、活動的な一方、気弱で、さびしがり屋といった抑うつ傾向もあります。優柔不断で決断力に乏しく、他人に同調しがちなので、大事な選択を迫られる場面では板ばさみになりがちな性質です。

執着気質は仕事熱心で集中力があり、凝《こ》り性、几帳面《きちょうめん》などの特徴があります。何ごとも徹底的にやらないと気がすまず、また、責任感が強いので頼まれると断れず、1人で抱え込みがちです。うまく休むことができないので、疲れ果ててしまいます。

メランコリー親和型性格は秩序や決まりごとに忠実ですが、物事や人間関係が秩序どおりでないと気に入らず、リズムが乱れるとストレスをためてしまいます。

性格や気質はあくまで誘因の一つで、性格だけが病気を引き起こすわけではなく、周囲の状況や環境など、さまざまな誘因が絡み合って発病します。そのため、性格や気質は双極性障害の判断材料の一つととらえておくことが大切です。

（貝谷久宣）

Q 102 子供時代の環境や遺伝は双極性障害と関係がありますか？

双極性障害についてはいまだ研究途上で、発病の原因の解明には至っていません。遺伝や子供時代の育ち方（成育歴）、環境、性格などが複雑に関係していると考えられています。脳の９割は３歳までに発達するので、この時期にどう育つかが大切とされています。特に、母親とのスキンシップは重要で、抗ストレスホルモンの遺伝子を活性化させ、ストレスへの耐性を育てることがわかっています。一方で、親から虐待《ぎゃくたい》やネグレクト（養育の放棄または怠慢）を受けた人は、ＰＴＳＤなどの精神障害が発症しやすいとされています。

双極性障害の原因の中で、最も深くかかわっているのが遺伝です。両親のうち片方が双極性障害を抱えていると、子供が発症する確率は10％台とされています。ただし、双極性障害にかかわる遺伝子は複数あり、それらの組み合わせによって発病すると考えられています。血友病のような単一の遺伝子による遺伝病ではないので、仮に遺伝子を持っていても発病するとはかぎりません。

（貝谷久宣）

Q 103 軽い躁状態だと気分がらくなのにコントロールが必要といいます。なぜですか？

双極性障害の躁《そう》状態は、一見すると活力がみなぎっているようにも見えます。自信に満ちあふれ、陽気になり、仕事や勉強に対しても情熱的に取り組むので、「軽い躁状態なら治療せずに放っておいてもいいのでは？」と思う人もいます。しかし、それが落とし穴になり、やがて重大な事態を引き起こすことがあります。

やっかいなのは、双極性障害の人は躁状態を「自分の本来の姿」ととらえ、それを目標にすることです。しかし、それは気分が極端に上がりすぎた状態であって、「本来の自分」ではありません。しかも、躁状態のときには注意力の散漫や思考の不安定といったマイナスの症状も出現するので、確実に周囲へ迷惑をかけてしまいます。そして最終的には、家族や友人、同僚との関係悪化、金銭トラブルなど、今まで積み上げてきた社会的信用を一気に失う恐れがあります。

気分がらくだからといって放置せず、躁状態は早い段階からコントロールして、ふつうの社会生活を送れるようにしましょう。

（貝谷久宣）

Q 104 双極性障害の薬物療法ではどんな薬を使いますか？

双極性障害の治療の中心は薬物療法で、第一選択となるのは気分安定薬と非定型抗精神病薬です。次ページに示したとおり、さまざまな治療薬がリストアップされています。これは、患者さんによって効く薬が異なるからで、ガイドラインに沿った処方を試しつつ、その人に合った薬を見つけていきます。

気分安定薬には躁《そう》やうつの症状を改善するだけでなく、再発予防の効果もあります。炭酸リチウム、バルプロ酸、カルバマゼピン、ラモトリギンなどがありますが、最もスタンダードなのが炭酸リチウムです。もともとはてんかんの治療薬で、脳の神経細胞の興奮を鎮める抗けいれん作用があります。

炭酸リチウムは、服用開始から効果が出るまでに1週間～10日を要します。躁状態をよく改善し、躁状態ほどではありませんがうつ状態も改善します。さらに、衝動性を減らすので自殺を防ぐ効果も期待できます。一方で、振戦（手の震え）や下痢《げり》、食欲不振、口の渇き、多尿などの副作用が現れることがあります。

（貝谷久宣）

双極性障害の薬物療法で使われる主な薬

	一般名	商品名	効　果
気分安定薬	炭酸リチウム	リーマスなど	1950年代から双極性障害の治療に使われてきた薬。副作用が強いので服用には注意が必要。
	バルプロ酸	デパケン、バレリンなど	炭酸リチウムよりも安全域の広い薬で、効果は2〜3日で現れる。
	カルバマゼピン	テグレトールなど	躁状態に効果があることが日本で発見された薬。ごくまれに重い皮膚症状が起こることがある。
	ラモトリギン	ラミクタールなど	もともとはてんかんの薬だが、2011年からは双極性障害の治療にも使われるようになった最も新しい気分安定薬。
抗精神病薬	オランザピン	ジプレキサなど	神経細胞のさまざまな受容体と結合する性質があり、躁症状およびうつ症状を改善する。
	ルラシドン塩酸塩	ラツーダ	双極性障害におけるうつ症状を改善する。
	アリピプラゾール	エビリファイ	日本で開発された薬。躁症状の改善と予防に効果がある。
	クエチアピンフマル酸塩	ビプレッソ クエチアピン	うつ症状を改善する。欧米では、双極性障害の第1選択薬。
	リスペリドン	リスパダール	幻覚、妄想、感情や意欲の障害などを改善する。
	クロルプロマジン	ウインタミン、コントミンなど	主に脳内のドーパミンという神経伝達物質を抑え、幻覚、妄想、不安、緊張、興奮などの症状を改善する。
	スルトプリド	バルネチール	
	ハロペリドール	セレネース、ハロマンスなど	
	レボメプロマジン	ヒルナミン、レボトミン	
	チミペロン	トロペロン	
	ゾテピン	ロドピン	
甲状腺ホルモン薬	レボチロキシンナトリウム	チラーヂンS	リチウムの副作用で甲状腺機能低下症が現れた場合、症状を抑えるために用いる。

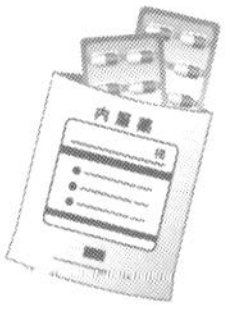

Q 105 双極性障害で処方される炭酸リチウムは中毒の危険があるというのは本当ですか？

リチウムは天然に存在するアルカリ金属元素の一つで、これを薬剤にしたのが炭酸リチウムです。傷ついた脳の神経細胞を保護して細胞死（アポトーシス）を抑え、新しい神経細胞の生成を促し、双極性障害の治療薬として長く用いられています。

ただし、リチウムは副作用が強いので服用のさいには注意を要します。例えば、薬を飲みすぎるなどしてリチウムの血中濃度が高くなりすぎると、意識が朦朧《もうろう》とする、フラフラして歩けないなどの中毒症状に陥ります。ほかの薬を多めに服用してもこうした症状はあまり出ませんが、リチウムは血中濃度の安全域が狭いので、すぐに危険域に達してしまいます。リチウムの血中濃度は、水分の摂取不足や腎《じん》臓の病気でリチウムが排泄《はいせつ》できないといった状況で、急激に高くなります。そのため、炭酸リチウムを服用している間は定期的に血液検査を行い、血中濃度をこまめに確認してください。また、高血圧のための降圧薬など、ほかの薬との併用で血中濃度が高まる恐れがあるので注意が必要です。

（貝谷久宣）

Q106 「通電療法」で双極性障害は治りますか？

双極性障害の治療法として、患者さんの体に電流を通す「通電療法（電気けいれん療法）」という方法があります。うつ症状に対する治療の中では効果が高く、速効性もあるとされています。特に、薬物療法ではなかなか改善しない難治性うつの患者さんの治療に用いられます。強い妄想や焦燥感、自殺念慮《ねんりょ》（死にたい気持ち）が強い場合に効果的です。

以前は電気ショック療法と呼ばれ、双極性障害や統合失調症に効果があることから、精神科における重要な治療法の一つとされていました。電気を通してショックを与えるかつての療法のイメージから恐怖感を持つ人もいますが、現在では筋弛緩《しかん》薬を用いた「無けいれん通電療法」が一般的で、全身のけいれん発作が起こるようなことはありません。頭部に通電することでけいれんと同じ変化が脳に起こり、多くの場合、施術が終わった直後から効果が現れます。

ただし、通電療法の効果は長くても数ヵ月です。そのため、再発を防ぐ意味でも、薬による維持療法に取り組む必要があります。

（貝谷久宣）

Q107 「磁気刺激療法」は双極性障害の抑うつにも効果がありますか？

「磁気刺激療法（rTMS）」は海外で生まれたうつ病などの治療法で、正式には「反復経頭蓋《ずがい》磁気刺激療法（repetitive Transcranial Magnetic Stimulation）といいます。専用のコイルを頭部に当てて、瞬間的に光電流を流すことで磁場が生まれます。この磁気エネルギーが脳内の各所に電流を誘導し、電気的な刺激を与えることで脳の特定部位を活性化し、症状を改善に導きます。

磁気刺激治療は世界的にも広く行われており、単極性うつ病に対しては抗うつ薬と同様の治療効果が得られるとされています。また、**単極性うつ病に対する効果よりは劣るものの、双極性障害の抑うつ状態に対する有効性も確認されています。**

ただし、磁気刺激療法は、1回の治療に45分前後を要し、週5日行う必要があるので、外来で行うのは大きな負担となります。また、双極性障害のうつ状態に対しては保険適用がなく、高額の費用がかかるので、患者さんにはあまりおすすめしていません。

（貝谷久宣）

Q108 双極性障害に効果のある精神療法はありますか？

双極性障害の治療の柱の一つが薬物療法ですが、もう一つの柱となるのが、広い意味での「精神療法」です。そして、その中心となるのが「心理教育」です。

心理教育は、まず、患者さんに双極性障害についての知識を深めてもらい、この病気が再発しやすいことを理解してもらうことから始まります。服薬の重要性や副作用にかんする知識を深め、正しい服薬習慣が身につくように指導します。

双極性障害の悪化・再発リスクを高める要因の一つがストレスです。そこで、さまざまな対処法を指導し、患者さんに実行してもらいます。

生活の中で起きる事態をとらえなおし、ストレスを減らしていく方法を「認知行動療法」といいます。双極性障害に対しても有効性が認められており、自分の認知・行動パターンを整えることで、自分の感情をコントロールできるようにします。

いずれの精神療法も、早い段階から病気を自覚し、患者さん自身が主体となって取り組むことが大切です。それによって、症状を改善し、再発を最小限に食い止めることができるのです。

（貝谷久宣）

Q 109 再発予防に効果があるという「対人関係・社会リズム療法」について教えてください。

双極性障害の治療法の一つである精神療法には、周囲の人との関係性を改善させる「対人関係療法」や、自分の社会リズムをつかむのを目的とした「社会リズム療法」があります。対人関係療法はうつ病対策として開発された治療法で、うつ状態に対しては、認知行動療法と同等以上の効果が認められています（第5章を参照）。

この2つの心理療法を「対人関係・社会リズム療法」として組み合わせることで、双極性障害の再発のリスクを減らすことができるとされています。

対人関係・社会リズム療法では、ソーシャル・リズム・メトリック（SRM）という用紙を使用します（次ページを参照）。毎日の起床・入眠時刻や食事、出勤などの時間の目標を定め、実際の時間を記録しながら生活リズムを守ります。「毎日の生活リズム」「人との接触」「自分の気分との関係」を記録することで、気分の変化するきっかけがわかり、どんなときに生活リズムが乱れるかがわかります。担当医と相談しながら活用するといいでしょう。

（貝谷久宣）

ソーシャル・リズム・メトリック（ＳＲＭ）のやり方

●ソーシャル・リズム・メトリックの記録のしかた

1 ①起床時刻、②人との初めての接触、③仕事・学校などの開始時間、④夕食、⑤就寝時間の毎日の基本となる５つの出来事の目標時刻を決める。

2 毎日、それぞれの出来事についての実際の時刻と、人との接触で感じた刺激の度合いを数値にして記録する。

Ａ：実際に行った時刻

Ｂ：人との接触の刺激の数値化

・自分一人のときは「0」

・ほかの人がただそこにいただけなら「1」

・いっしょに食事をするなどの積極的なかかわりがあったら「2」

・ほかの人のかかわりが刺激的と感じたら「3」

3 その日の自分の気分を「－５」から「＋５」までの数値で示す。

・すごく「うつ」だったら「－５」

・すごく「高揚」したら「＋５」

●ソーシャル・リズム・メトリックの記録の一例

活動	目標時刻	日		月		火		水		木		金		土	
		時刻	人	時刻	人	時刻	人	時刻	人	時刻	人	時刻	人	時刻	人
起床	7:00	9:30	0	7:10	0	7:00	0	7:10	0	7:00	0	7:15	0	10:00	0
人との初めての接触	7:05	9:35	1	7:15	1	7:05	1	7:15	1	7:05	1	7:10	1	10:10	1
仕事・学校・家事などの開始	9:00	終日自宅	1	9:00	2	9:00	3	9:00	3	9:00	3	9:00	3	終日自宅	1
夕食	19:00	19:30	2	19:30	2	20:00	2	19:10	2	19:30	2	19:00	2	18:30	2
就寝	23:00	24:00	0	22:00	0	23:00	0	23:00	0	24:00	0	23:00	0	01:00	
気分 -5 ～ +5		0 部屋にいたので気分は普通		-1 寝不足で1日ボーッとしていた		-3 仕事のミスで上司に叱られた		+2 昨日の失敗を先輩からなぐさめられた		+3 彼女との長電話でハイに		-1 今週はいつもより疲れた		+1 本が面白く寝るのが遅くなった	

出典：日本うつ病学会　双極性障害委員会作成のフォーマットに編集部にて記入例を作成

●ＳＲＭの記録用フォーマットは、日本うつ病学会 双極性障害委員会のホームページからのダウンロードが可能。
https://www.secretariat.ne.jp/jsmd/iinkai/katsudou/soukyoku.html

Q110 うつや躁が悪化する前兆を知る方法はありますか？

双極性障害の躁《そう》状態では、自分が一番であると思い込んでいるため、人間関係や金銭関係でトラブルを起こしがちです。そのため、場合によっては薬の服用や入院などの強制的な治療が必要になることもありますが、それは本人にとっても周囲の人にとっても大きな負担となります。症状が悪化する前兆を知り、早めに手立てを考えておくことが大切です。

前兆を知る方法としておすすめなのが、今までの人生を振り返って悪化の前兆を知る**「人生（ライフ）チャート法」**です。最初に症状が出てから病気がどんな経過をたどったのか、どの時点でどんな対応（相談をする、薬を飲むなど）が役立ったかを振り返ります。家族や友人など、信頼できる人に手伝ってもらうといいでしょう。

うつや躁の症状を細かく書き出しておき、今起きている変化に当てはめてみる**「症状サマリーワークシート法」**は、自分の症状の変化にいち早く気づけるので、早期の対応に役立ちます。いずれも、自分の状態を知ることで今後の状態を予測し、対処法を準備するための大きなヒントとなります。

（貝谷久宣）

症状が悪化する前兆を知る方法

●人生（ライフ）チャート法（記入例）

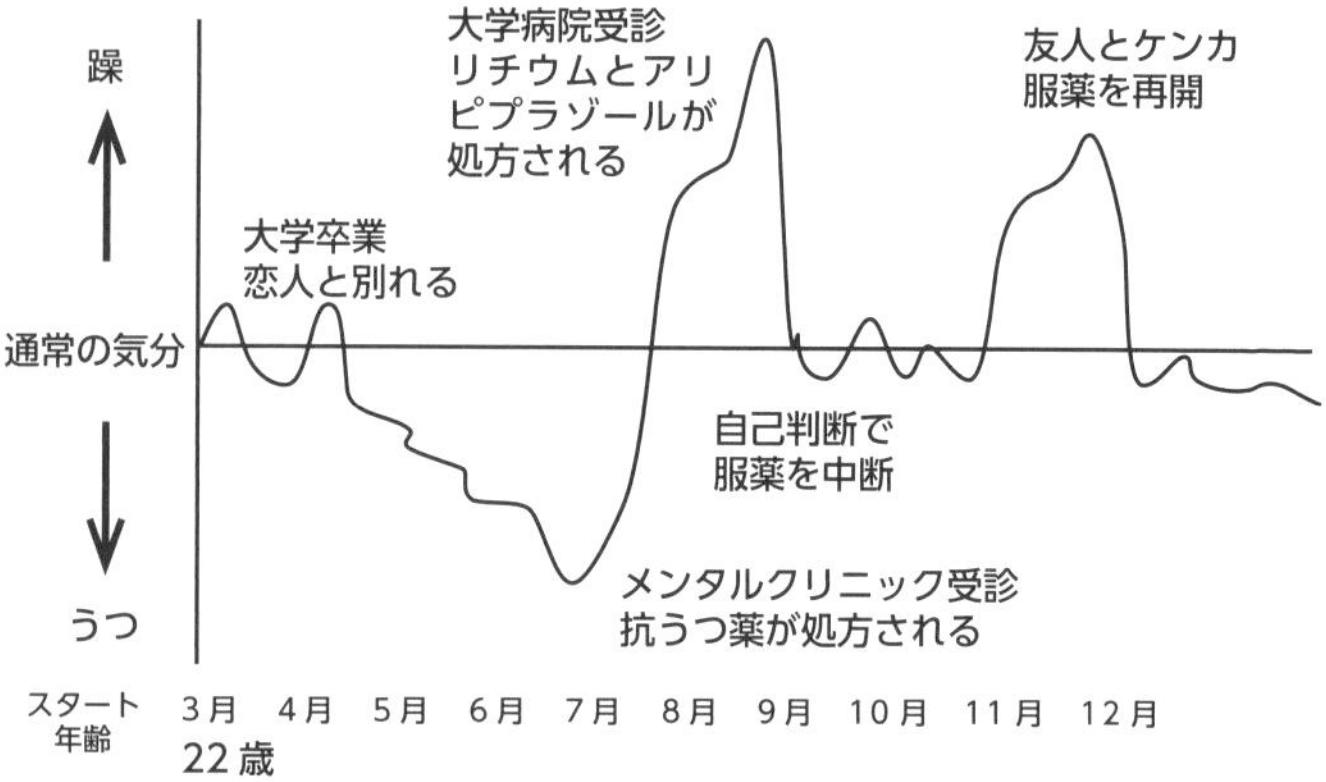

水平の横棒が時間軸を表す。うつ状態のときは下向きのカーブ、躁状態のときは上向きのカーブを描く。症状が重かったときはカーブを大きく、軽かったときは小さなカーブにする。

出　典：Colom,F.,Vieta,E.:Psychoeducation Manual for Bipolar Disorder. Cambridge University Press,Cambridge,2006より一部改変。エピソードは日本うつ病学会ホームページより。

●症状サマリーワークシート法（記入例）

通常	うつ	躁
睡眠時間は6～8時間	朝起きられなくなる	睡眠時間は5時間でいい
周囲に配慮ができる	死にたいと考える	集中力がなくなる
人の話をよく聞く	食欲がなくなる	食欲が旺盛になる
時間を守る	やる気がない	よくしゃべる
きれい好き	電話に出ない	自分の才能を感じる
人から慕われる	自分には価値がないと思う	何かに挑戦してみたくなる
		大量の買い物をする

「通常」「うつ」「躁」のそれぞれのときに自分の生活はどのような状態になるのか、思いつく項目を書き出していく。行動の変化を客観的に認知することで、悪化の前兆がわかるようになる。

参考文献：『はじめての認知療法』（大野裕・著、講談社現代新書）

Q111 双極性障害にはどんな運動が有効ですか？

運動を行うと、心を安定させる作用があるセロトニンという神経伝達物質の分泌《ぶんぴつ》量が増加します。セロトニンには、神経を興奮させるノルアドレナリンや、運動機能に影響を与え、快感や多幸感にも関連するドーパミンといった神経伝達物質が暴走するのを抑えて、心を安定させる働きがあります。

また、うつ状態が続くと、脳の中で記憶や情動にかかわる「海馬《かいば》」という部位が萎《い》縮《しゅく》して、機能が低下してしまうとされています。運動を行うと、海馬に新しい神経細胞が生まれたり、脳の神経細胞を活性化させることがわかっています。

具体的な運動としておすすめなのが、ウォーキングや水泳などの有酸素運動です。

乳酸は、強い運動をしたときに筋肉にたまる疲労物質として有名ですが、運動不足でも蓄積します。軽い有酸素運動には、乳酸の代謝を促す働きがあるので、疲労回復につながります。ただし、やりすぎると長続きしにくいので、無理をせず、自分のペースで毎日続けるようにしてください。運動の強さとしては、終了後に息を切らさずに普通に呼吸でき、笑顔でいられるくらいの状態がいいでしょう。

（貝谷久宣）

Q112 双極性障害の症状が軽くなる呼吸法はありますか？

近年、瞑想《めいそう》をベースに生まれた「マインドフルネス」が、有効な心理療法として注目を集めています。「今のこの瞬間」に意識を向け、その現実をあるがままに知覚し、それに対する思考や感情にとらわれないでいる心の状態をめざします。

マインドフルネスを行うときは、両肩を結ぶ線が床と平行になるように座り、軽く目を閉じます。あぐらでも正座でもイスに座ってもかまいません。「背すじが伸びて、そのほかの体の力は抜けている状態」のらくな姿勢で行います。

次に、鼻から呼吸して、ふくらんだりへこんだりするおなかや胸の感覚に意識を集中します。おなかがふくらんでくるときに、心の中で「ふくらみ、ふくらみ」とつぶやき、おなかがへこむときに「ちぢみ、ちぢみ」などと声には出さずに自分の状態を実況すると、呼吸を感じやすくなります。途中で仕事や家事のことなどを思いついて、雑念が浮かぶこともあるでしょう。その場合には、「雑念、雑念」と心の中でつぶやいて気持ちを切り替え、「戻ります」と唱えて呼吸に意識を戻します。

さらに、自分の周辺（物音や空気の動きなど）にも気を配り、現実のすべてを感じ

マインドフルネスのやり方

①両肩を結ぶ線が床と平行になるように背すじを伸ばして座る。
②目を閉じるか、視線を斜め下に向ける。
③呼吸に意識を集中する。
④さまざまな感覚や、頭に浮かぶ思考や感情を、ありのままに観察する。

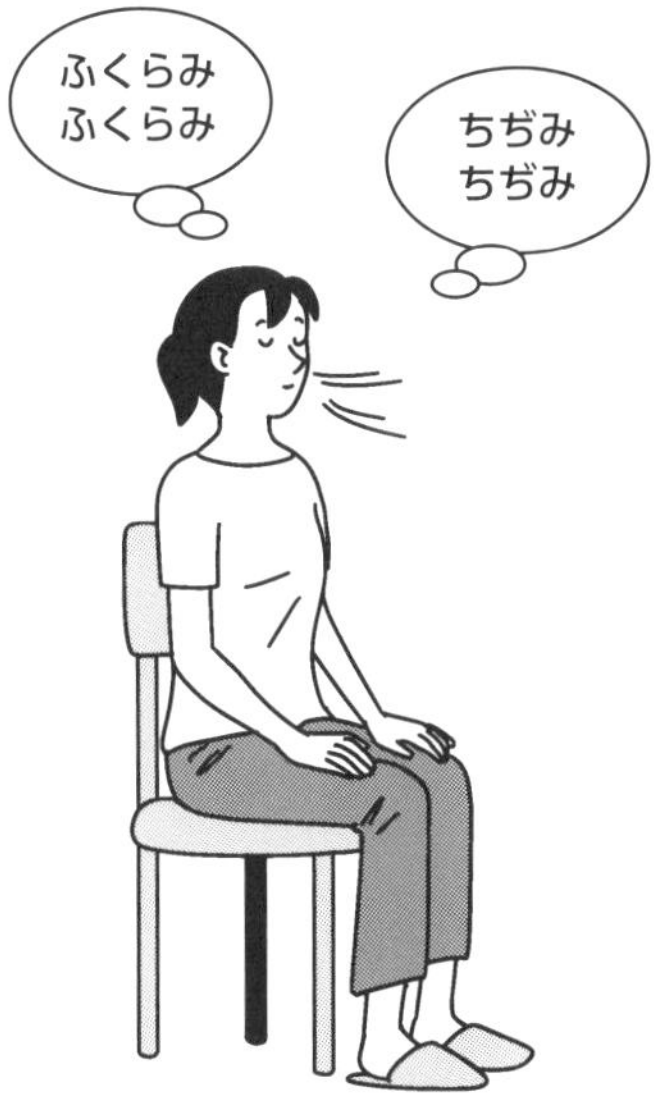

ポイント

- ●あぐらでも正座でもイスに座って行ってもいい。
- ●首や肩、上半身によけいな力を入れず、下腹を引き締めて座る。
- ●そのとき一番したいように呼吸する。

ようとしてください。そして、「ふくらみ」「ちぢみ」の実況は続けながら、徐々に呼吸への意識を軽くして、雑念が生じてもそのまま消えていくのにまかせます。

10分程度たったら、そっと目をあけ、伸びをしたり、体をさすったりしていつもの自分に戻ります。

マインドフルネスは、双極性障害の症状に効くというよりも、日々の調子の変化をとらえられるようになることで、全体的な安定につながるでしょう。治療を受けている場合には、自分の判断で始めず、まずは担当の医師に相談してください。

（熊野宏昭）

Q 113

オメガ3脂肪酸が双極性障害に有効というのは本当ですか？

オメガ3系脂肪酸は不飽和脂肪酸の一つで、亜麻仁油に多く含まれるα《アルファ》-リノレン酸、青魚（サバ、アジ、サンマなど）に多く含まれるEPA（エイコサペンタエン酸）やDHA（ドコサヘキサエン酸）などがあります。

国立がん研究センターなどのチームによる研究では、オメガ3系脂肪酸を摂取すると不安症状が軽減し、特に精神疾患《しっかん》や身体疾患と診断された患者さんに高い効果を発揮しました。具体的には、不安症状を抱える2240人を対象とした19件の臨床研究を分析・検討したところ、不安症状の軽減が確認できたのです。

また、青魚などの魚介類をよく食べるほうがうつ病のリスクが低下することも、国立がん研究センターの調査で明らかになっています。双極性障害のうつ症状の改善にも期待できます。EPAやDHAには神経細胞を守り、自然治癒《ちゆ》力を高める効果があるので、日常的に青魚を食べたり、サプリメントをとったりするなどして、積極的に摂取するといいでしょう。

（貝谷久宣）

第10章

うつ病を併発しやすい心の病気（適応障害・不安症・パニック障害）についての疑問23

Q 114 うつ病を招きやすい心の病気にはどんなものがありますか？

うつ病を併発する可能性が高い病気には、不安障害、強迫性障害、摂食障害などがあります。ほかの症状に気を取られるうちに、うつを患っていることに気づかないことがあります。一般に、うつ病の生涯有病率（これまでにうつ病にかかった率）は約1割とされていますが、不安障害（パニック障害、限局性恐怖症、社交不安障害、全般性不安障害など）があると、**生涯有病率は約4割になるという報告もあります。**

適応障害はストレスが原因で起こる病気で、憂《ゆう》うつな気分や不安感、神経過敏などの症状が現れます。ストレスの原因を除くと快方へと向かいますが、ストレスが積み重なった状態が長引くと、うつ状態からうつ病へと発展してしまいます。

心の病気を併発すると回復が遅くなるので、うつ病に移行する前の適応障害や不安障害の段階で対策を立てるなど、早めに対策を行うのが理想です。すでにうつ病を患っている場合でも、症状が深刻化する前にうつ病の治療を行うことで、不安症や強迫性障害などの改善につながります。

（熊野宏昭）

Q115 うつ病ではなく「適応障害」と診断されました。どんな病気ですか？

適応障害は、ある特定の状況や出来事（結婚、離婚、就職、人づきあいなど）に負担を感じ、うまく状況に適応できずに行動や心境に支障が出る病気です。ＩＣＤ（世界保健機関の診断ガイドライン）では、適応障害を「ストレスが原因で引き起こされる情緒面や行動面の症状で、社会的機能が著しく障害されている状態」と定義しています。さらに、「発症は通常生活の変化やストレス性の出来事が生じて1ヵ月以内であり、ストレスが終結して6ヵ月以上症状が持続することはない」とされています。つまり、ストレスとなる状況や出来事が改善・解消されれば、症状はしだいに改善していくのです。

ただし、ストレスが慢性的にあると、適応障害の症状も慢性化していきます。環境の変化があっても耐えられるうちはいいのですが、本人が環境の変化を苦痛に感じ、健康な生活ができなくなれば、それは病気の範疇《はんちゅう》に入ります。適応障害は、いってみれば病気と健康の境目にある「状態」を指すのです。

（熊野宏昭）

Q116 適応障害ではどんな症状が現れますか?

適応障害は、心や体、行動にさまざまな症状が見られます。ただし、特有の症状があるわけではなく、それがこの病気をわかりにくくしています。

適応障害は、主な症状によって大きく6つに分類されます（左ページの図を参照）。

①抑うつ気分を伴うタイプでは、憂《ゆう》うつ感や涙もろさ、絶望感、思考力・集中力・判断力の低下が見られます。感情がコントロールできなくなることもありますが、症状はうつ病ほど強いものではありません。

②不安気分を伴うタイプでは、漠然とした不安感、神経過敏、イライラ、心配などの症状が現れ、不安感から呼吸困難に陥ることもあります。しかし、不安症と診断が下されるほど強い症状ではありません。

③不安と抑うつの症状が混合したタイプもあります。まず先に体の病気があり、心の病気に発展した場合に、このタイプの適応障害が多く見られるという報告があります。

無謀な運転や暴力など攻撃的な行為、無断欠勤や万引きなどの規則違反や反社会的

適応障害は主に6タイプ

①
抑うつ気分を伴うタイプ
抑うつ気分、涙もろさ、絶望感などの症状が優勢。

②
不安気分を伴うタイプ
不安、神経過敏、心配、イライラなどの症状が優勢。

③
不安と抑うつが混合したタイプ
不安、抑うつの両方が見られる。体の病気から心を患った人に多いタイプ。

④
素行の障害を伴うタイプ
問題行動、人の権利の障害、社会規範や規則に対する違反行為などが優勢。

⑤
身体的愁訴を伴うタイプ
疲労感、頭痛、腰痛、不眠などの身体症状が優勢。

⑥
引きこもりを伴うタイプ
社会的引きこもりが優勢。子供の適応障害ではこのタイプが多い。

な行動を起こす**④素行の障害を伴うタイプ**もあります。
⑤身体的愁訴《しゅうそ》を伴うタイプでは、不安や緊張が高まって、発汗、めまい、動《どう》悸《き》、呼吸困難、腹痛、下痢《げり》、便秘などの症状が現れます。
適応障害は子供にも起こります。進学や進級などの環境の変化に対応できず、不登校や引きこもりなどにつながる**⑥引きこもりを伴うタイプ**が多く見られます。子供の場合、自分の気持ちを伝えられないことが多いので、イライラや暴力などの行動が現れるほか、赤ちゃん返り（指しゃぶり、赤ちゃん言葉、夜尿症など）が見られることもあります。（熊野宏昭）

Q 117 適応障害の原因はなんですか？

適応障害の発症の原因はストレスです。日常生活で大きなストレスになる出来事が起こると、心や体にさまざまな症状が出てきます。すると、それを打ち消そうとして、暴飲暴食やお金の無駄遣いなどの無謀な行動に走りますが、それがさらにストレスになるという悪循環を招くこともあります。

解決するためには、嫌な会社を辞める、不快になる人と会わないなど、ストレスになる要因を取り除ければよいのですが、家族のように離れられない関係だったり、簡単に辞められない仕事など、我慢しなくてはならない場合も多いでしょう。また、一つのストレスを乗り切っても、また別のストレスに悩まされる場合もあるかもしれません。

根本的な解決策は、ストレスに対する耐性や適応力を高めることです。適応障害の治療では、カウンセリングなどでストレスの原因を分析し、「力まず（リラックスする）、さけず（逃げない）、妄想《もうそう》せず（考えすぎない）」に留意して、ストレス耐性を高めて、ストレスをストレスと感じない状態にすることをめざします。（熊野宏昭）

Q118 うつ病と適応障害との違いはなんですか?

適応障害はストレスが原因となって発症し、抑うつ症状や不安症状などが現れます。そして、発症原因になっているストレスを取り除けば、6ヵ月以内の改善が見込めます。これに対し、うつ病はストレスがきっかけになることもありますが、明らかなストレス要因が存在しなくても発症することがあります。うつ病では脳の一部分に障害が起こっているので、ストレスを除いたら治るというわけではないのです。

このように、適応障害とうつ病には発症原因や病気とかかわる障害に違いがありますが、軽症の状態で病気を見極めるのは難しいとされています。うつ症状があるのでうつ病と診断されたけれど、実は適応障害だったというケースは少なくありません。

適応障害は症状が軽く、比較的早く治るとされています。しかし、病気を放置したり症状が悪化したりすると、うつ病などに移行する場合があります。また、適応障害よりうつ病のほうが重い病気と思われがちですが、一概にそうともいえません。ストレスの種類や強さによって、適応障害でも症状が重く、生活を送るのに苦しむ人もいます。適応障害と診断されたら、軽く考えずに治療に取り組みましょう。（熊野宏昭）

Q 119

適応障害を引き起こすストレスにはどのようなものがありますか？

ストレスの種類

対人関係の問題
親子、配偶者、兄弟、友人、恋人、教師、級友、上司、同僚、後輩など

通常はいいと思われる出来事
結婚、妊娠、出産、就職昇進、定年退職など

環境的な問題
天災、転居、収入が不安定、借金、病院の混雑、犯罪被害、逮捕など

心理社会的な問題
家族や友人との死別、一人住まい、転校、失業、転職など

本人の健康の問題
病気、ケガ、後遺症、禁煙、禁酒、重病の疑いなど

適応障害の原因となるストレスは多岐《たき》にわたります。対人関係はサポート源になりますが大きなストレスにもなります。さらには、心理社会的な問題、環境的な問題、本人の健康や、街の騒音や満員電車、夏の暑さや冬の寒さなど、日常的なもののもストレスになる場合があります。また、一般にはいいと思われることも、その人の受け止め方によってストレスになる場合があります。例えば、昇進は社会人としてのステップアップですが、仕事量や責任が増し、上司と部下の板ばさみになるなど、ストレスとなる要因も増加します。こうした事態にうまく対応できないと適応障害を起こし、日常生活にも支障をきたすことがあります。

（熊野宏昭）

Q120 適応障害は薬で治りますか？

適応障害の薬物療法は、症状を軽減して日常生活が少しでもらくになるようにするために行われます。ただし、根本治療にはなりません。

不安や抑うつが強いときは、主に抗うつ薬や抗不安薬を使います。抗うつ薬は抑うつ症状を改善するだけでなく、不安感も軽減します。効果が出るまでに時間がかかる薬が多い一方で、頭痛や吐《は》きけ、めまいなどの副作用はすぐに現れます。抗不安薬は適用が広く、多くの種類がありますが、短期間作用型の薬をくり返し用いると、依存の危険性が高くなり、使用には注意が必要です。気分を安定させたいときは、不安定な気分を鎮める効果がある気分安定薬を用います。また、不安や抑うつなどを軽減させる作用がある抗精神病薬を、鎮静のために処方する場合があります。

薬物療法では、服用していた薬を突然やめるのは危険です。症状が再発するだけでなく、それまで効果を得ていた量では足りなくなったり、断薬による副作用が出たりします。症状がよくなっても、薬がいらないと自己判断せず、必ず医師に相談し、指示に従って薬を減らしていってください。

（熊野宏昭）

適応障害の薬物療法で使われる主な薬

種類	分類名	一般名	特徴
抗うつ薬	ＳＳＲＩ	フルボキサミン パロキセチン セルトラリン エスシタロプラム	・セロトニンの再取り込みを選択的に阻害。 ・三環系、四環系に比べると副作用が少ない。
	ＳＮＲＩ	ミルナシプラン デュロキセチン	・セロトニンとノルアドレナリンの再取り込みを選択的に阻害。
	三環系抗うつ薬	イミプラミン クロミプラミン アモキサピン	・セロトニンとノルアドレナリンの再取り込みを阻害。 ・副作用が起こりやすく、ＳＳＲＩ、ＳＮＲＩが効かない人が主な対象。
	四環系抗うつ薬	マプロチリン ミアンセリン セチプチリン	・比較的速効性があり副作用は出にくいが、抗うつ効果が弱い傾向がある。
	ＮａＳＳＡ	ミルタザピン	・ＳＳＲＩ、ＳＮＲＩとは異なった作用によりセロトニンとノルアドレナリンの働きを強化する。
抗不安薬	短時間型（３～８時間）	エチゾラム クロチアゼパム フルタゾラム	・ベンゾジアゼピン系と非ベンゾジアゼピン系（セロトニン1A受容体部分作動薬）がある。 （ここで紹介したのはベンゾジアゼピン系） ・情動（感情の動き）と関係する脳の海馬や扁桃核といった大脳辺縁系と視床下部に作用して効果を発揮する。 ・急性不安によく効くが、長期の使用で離脱症状を招きやすい。
	中間型（10～20時間）	アルプラゾラム プロマゼパム ロラゼパム	
	長時間型（１～３日）	オキサゾラム ジアゼパム メダゼパム	
	超長時間型（３日以上）	プラゼパム フルトプラゼパム	
気分安定薬		炭酸リチウム クロナゼパム カルバマゼピン バルプロ酸ナトリウム ラモトリギン	・中枢神経に作用し、抑えることのできない感情の高まりや行動を抑える。
抗精神病薬		クロルプロマジン塩酸塩 レボメプロマジン ハロペリドール スルピリド アリピプラゾール	・ドーパミン神経の活動を抑えて、幻覚や妄想、気持ちをうまく表現できない、意欲がわかないなどの症状を改善し、再発を防ぐ。

Q121 適応障害の人は日常生活でどんなことに注意すればいいですか？

適応障害の治療では、薬物療法と並行してストレスに対する適応力（ストレス耐性）を高める「心理療法（カウンセリング）」が行われます。また、心理療法と並んで重要とされているのが「生活療法」です。

生活リズムが乱れると、適応障害の治療の妨げになるとされています。生活療法では、起床、就寝と3度の食事をある程度同じ時間に行うことで、生活のリズムを整えていきます。ただし、厳密に時間を守ろうとしすぎると、精神的に追い込まれてしまうこともあるので、ほどほどが一番いいと思って取り組んでください。

適度に体を動かすことも大切です。掃除は軽い運動になり、部屋も清潔になってすがすがしい気分になれるのでおすすめです。散歩は気分転換にもなり、まわりの環境をよく感じながら歩くことはマインドフルネス（Q112を参照）と同じ効果を持ちます。一方で、長時間の昼寝は睡眠障害や疲労を招き、生活のリズムを乱します。昼寝をするなら20～30分の短時間にとどめるように心がけてください。

（熊野宏昭）

Q 122 「パニック症（障害）」という不安症でうつ病も併発しているといわれました。大丈夫でしょうか？

パニック症とうつ病の生涯併存率は10〜65％とされており、2つの心の病気を抱えている人は少なくありません。このうち約3分の1の人が、うつ病がパニック症の発症より先行しており、約3分の2の人がうつ病はパニック症の発症と同時、あるいは、発症後に起こっています。パニック症になると、電車やバスに乗るのが怖くなったり、一人での外出もつらくなったりして（広場恐怖症という）、今まで楽しめていた日常活動が思うようにできずに、うつ状態になることが知られています。

パニック症の発症が先でうつ病があとなら、まずはパニック症を治すことで、それに伴ってうつ病も改善する可能性があります（順番が逆の場合も、同様に考えることができます）。そのため、「パニック症でうつ病も併発している」と診断されたからといって、特別なことと考えて、心配しすぎないようにしてください。どちらか優先順位をつけて、パニック症とうつ病を一つずつ改善していくようにしましょう。認知行動療法（Q51を参照）という精神療法や薬物療法などの治療が有効です。（清水栄司）

Q123 「不安症」とはどんな病気ですか？

「不安」は誰もが感じる感情です。例えば、山歩きをしていて熊や毒ヘビに注意という看板を見ると、不安を感じることでしょう。また、日常生活の中でも、就職や入学で環境が変わって新しい生活を始めるときには、誰もが多少の不安を感じます。これらは、いわば「健康な不安」です。一方で、これといった原因もないのに強い不安感が長く続いたり、頻繁に不安な気持ちに陥ったりする場合には「病的な不安」となります。この病的な不安を主症状とする心の病気を「不安症（不安障害）」といいます。

不安症は、正式には「不安症群」という名称で、一つの病気を示す病名ではなく、いくつかの病気を総称したものです。ある日突然強い不安や恐怖とともに動悸《どうき》、息切れ、冷や汗などの症状が起こり、また起こるかもと不安になる「パニック症」、広い場所、囲まれた場所、助けが得られない状況が怖くなる「広場恐怖症」、動物、高所、血液、閉所、嘔吐《おうと》など特定の一つの事柄をひどく怖がる「限局性恐怖症」、発表やスピーチなどの人前での注目を浴び、恥をかきそうな対人場面が怖い「社交不安症」、いろいろなことが不安になってしまう「全般不安症」などがあります。

（清水栄司）

不安症群に分類される主な病気

パニック症

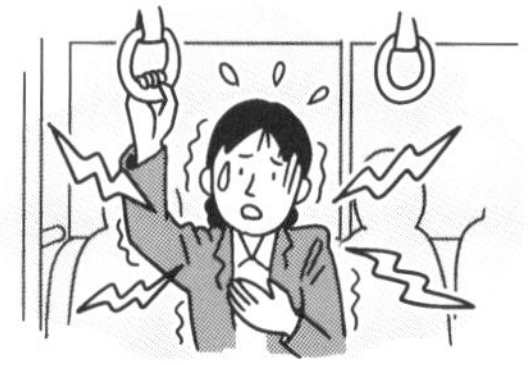

ある日突然強い不安や恐怖とともに動悸、息切れ、冷や汗などの症状が起こり、また起こるかもと不安になる。

広場恐怖症

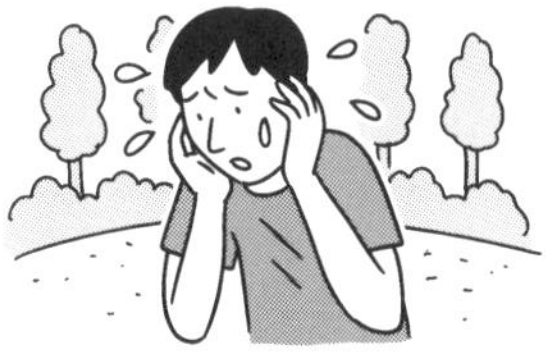

広い場所、囲まれた場所、助けが得られない状況が怖くなる。

限局性恐怖症

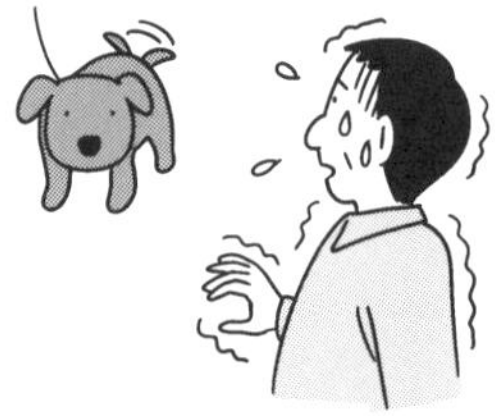

動物、高所、血液、閉所、嘔吐など、特定の一つの事柄をひどく怖がる。

社交不安症

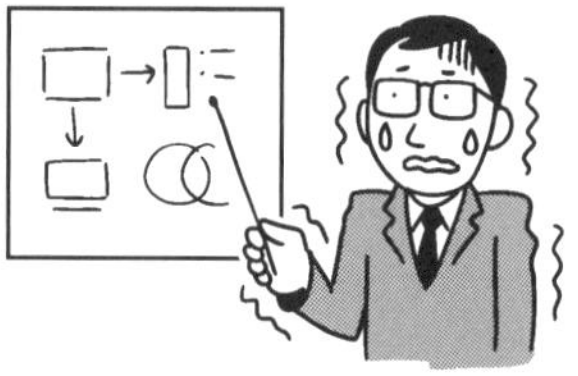

発表やスピーチなど、人前での注目を浴び、恥をかきそうな対人場面が怖い。

全般不安症

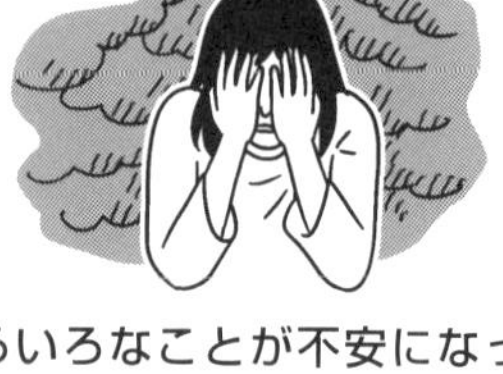

いろいろなことが不安になってしまう。

Q124 不安症は何が原因で発症するのですか？

不安症（不安症群）は、若い世代で発症することが多い病気で、遺伝要因と環境要因が相互に関係しあっているとされています。例えば、子供に多い分離不安症は、母親と離れるのが不安でずっと母親にまとわりつく行動が見られます。6歳の双子を対象にした研究では、分離不安症の遺伝率は73％と報告されています。環境要因もあるとされ、家族やペットとの死別、両親の離婚で片方の親に会えなくなるなどの喪失体験、引っ越しなどがストレスとなって、発症することもあります。

それ以外の不安症では、全般不安症の遺伝要因は3分の1程度とされています。対人場面を恐れる社交不安症では、気質要因として「行動抑制」と否定的評価に対する恐怖があげられていますが、行動抑制という気質は遺伝要因の影響が強いとされます。一方で、親が社交不安症の症状を持つ場合、その子供も親の姿を見て、同じ社交不安症になる傾向があるとされます。また、パニック症では、神経症的傾向（いわゆる神経質）や不安感受性の強さが気質要因とされる一方で、小児期の虐待《ぎゃくたい》、最近の強いストレス、喫煙などが環境要因とされています。

（清水栄司）

Q125 パニック症（障害）の発作にはどんなものがありますか？

パニック症（障害）は、「パニック発作」と呼ばれる激しい発作を特徴としています。パニック発作は、①動悸《どうき》、②息切れ、③窒息《ちっそく》感、④めまい、⑤吐《は》きけ、⑥震え、⑦発汗、⑧胸の痛み、⑨冷感または熱感、⑩うずきのような異常感覚などの身体症状、⑪自分が自分ではないような感じがする「離人感」や現実ではない感じがする「現実感消失」、⑫どうにかなってしまうのではないかという恐怖感、⑬死んでしまうのではないかという恐怖感などの精神症状が４つ以上そろった状態のことです。

パニック発作は、通勤電車の中や仕事中、自宅でくつろいでいるとき、眠ろうとしてベッドの中に入ったときなど、いつ起こるかわかりません。特に初めて発作が起こったときは、自分に何が起きているのか把握できず、動悸や息苦しさといった症状が激しい場合には、死の恐怖のために救急車を呼ぶこともあります。ただし、パニック発作は体の異常で起こるわけではなく、不安の病気なので生命の危険はありません。パニック発作は10分前後でピークに達し、数十分程度で治まります。

（清水栄司）

Q126 電車やバスが怖くて乗れず外出ができません。どうすればいいですか？

パニック症の症状が進むと、動悸《どうき》や息苦しさなどの身体症状だけでなく、電車やバス、エレベーターなどのほか、一人で家にいたり、広場に一人でいたり、人混みやスーパーの長いレジの行列に並んだりすることなどに恐怖を覚えます。

パニック発作が起きたときに、逃げられなかったり、助けを得られなかったりする状況に恐怖心を抱くことを「広場恐怖症」といいます。行動できる範囲が狭くなるために外出が減り、悪化すると一人では外出できなくなったり、家に閉じこもったりするようになります。広場恐怖症はパニック症と関連が強い症状なので、いっしょに治療をしていくことになります。認知行動療法の中で、「段階的曝露《ばくろ》（エクスポージャー）」と呼ばれる方法は、不安を感じる状況を、簡単にできそうなところから練習し、最後の目標に向けて少しずつステップアップしていき、最後には苦手な電車やバスにも乗れるようになるという方法です。もちろん、無理強いしてやるような療法ではなく、本人ができそうと思うところから、やっていくのがポイントです。（清水栄司）

Q 127

人と話したり食事をしたりするのが怖いです。これは病気でしょうか?

おおぜいの人前で話をするときに、緊張したりあがったりするのは誰にでもあることなので、すべてが病気というわけではありません。人前での不安や緊張が毎日ひどくて、学校や職場に行くのがつらくてしかたがないとか、不登校や欠勤が続いて、日常生活に支障があると、「社交不安症」という病気の疑いがあります。昔の病名では、いわゆる「対人恐怖症」です。そこには、人前で恥をかいたり、他人からの視線や否定的な評価を受けたりすることをひどく気にするという心理が働いています。

社交不安症の人が苦手とする状況は、人前で話すのが怖い(スピーチ恐怖)、電話に出るのが怖い(電話恐怖)、人前で食事をするのが怖い(会食恐怖)、人の視線が怖い(視線恐怖)、人前で字を書くときに手が震えてしまうのが怖い(書痙《しょけい》)などがあります。このような状況に置かれると極度の不安や緊張、恐怖を感じ、動悸《どうき》や発汗、赤面、声や手足の震えなどの身体症状が出てきます。こうした社交不安症の治療では、薬物療法よりも認知行動療法のほうが有効という報告もあります。

(清水栄司)

社交不安症の人が苦手とする状況の例

スピーチ恐怖

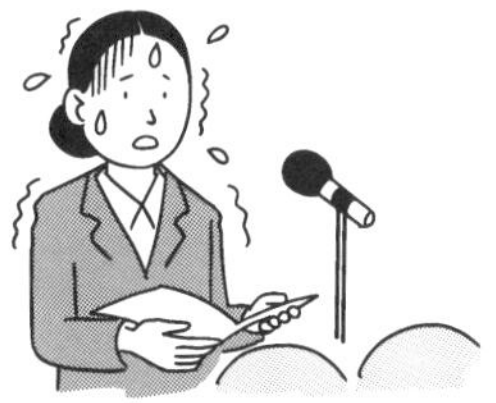

人前で話すのが怖い。

電話恐怖

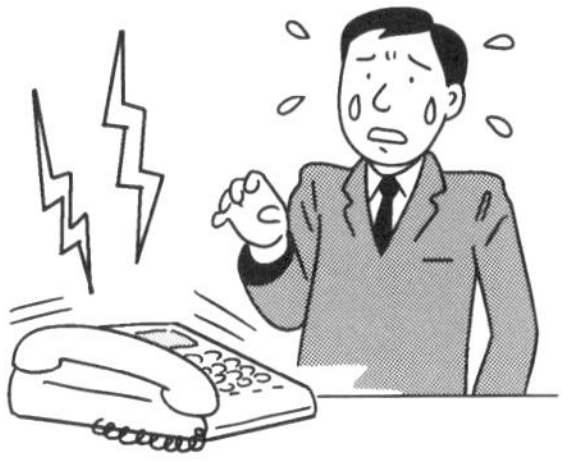

電話に出るのが怖い。

会食恐怖

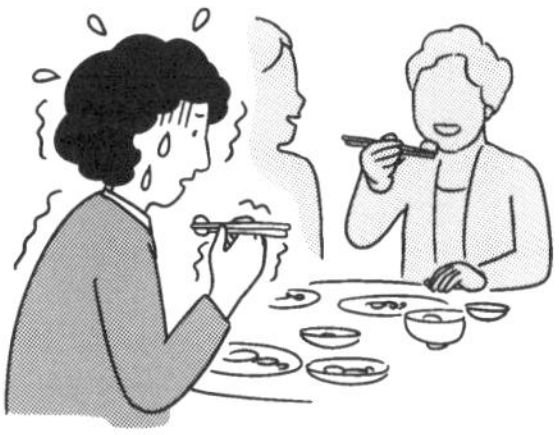

人前で食事をするのが怖い。

視線恐怖

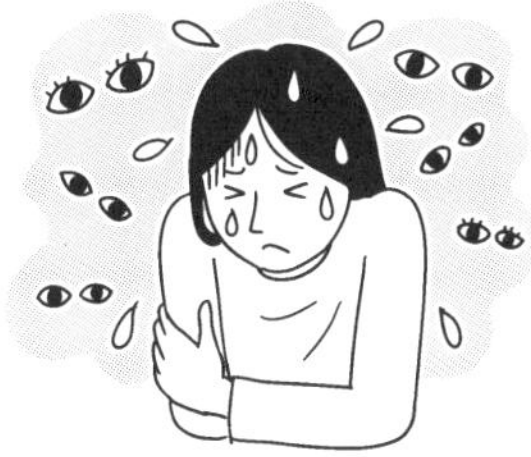

人の視線が怖い。

書痙

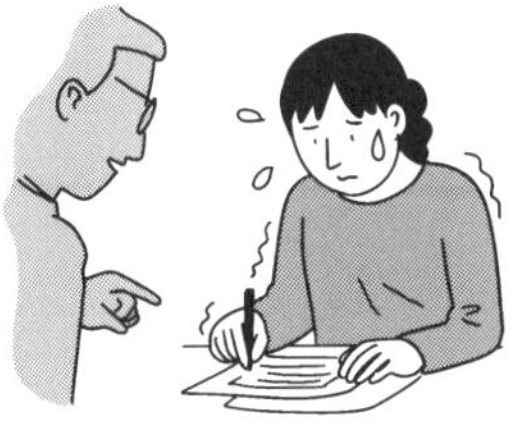

人前で字を書くときに手が震えてしまうのが怖い。

Q 128 戸締まりや火の元を何度確認しても心配で不安です。単なる心配性でしょうか？

家を留守にするとき、「ちゃんと戸締まりをしたかな？」と不安に思うことは、誰にでもあることです。しかし、外出のたびに戸締まりの確認で何度も家に戻り、学校や職場に遅刻してしまうなど、日常生活に支障が出るようであれば、「強迫症（強迫性障害）」が疑われます。

しつこく頭にこびりついている考えやイメージで不安や恐怖、不快感を引き起こすものを「強迫観念」といい、それにとらわれて同じことをくり返す行為を「強迫行為」といいます。「鍵《かぎ》を閉め忘れて強盗に入られると大変なことになる」という強迫観念が浮かぶと「鍵を何回も確認するのがやめられない」という強迫行為が起こります。こうした症状により日常生活に支障をきたすのが、「強迫症」です。強迫症は本人だけでなく、家族や周囲の人を巻き込む場合もあります。

治療は、一般に、セロトニンに作用するＳＳＲＩなどの抗うつ薬と認知行動療法（第５章を参照）の有効性が知られています。

（清水栄司）

Q 129

不安症が原因で起こる体の病気はありますか？

不安症は心の病気なので、不安症が原因で起こる体の病気は特に知られていません。不安になると、誰でも、体に生理的な反応が現れますが、これは、体の病気ではありません。

不安になると、自律神経系が働きます。自律神経系には、緊張したときに優位になる交感神経系と、リラックスしたときに優位になる副交感神経系の2種類があります。不安や恐怖を感じたときに活発になるのは交感神経系で、不安症で生じる動悸《どうき》や発汗、息苦しさなども交感神経系の働きによるものです。特に、パニック発作のときは、交感神経系が過剰に働いています。不安が体にもたらす長期的な影響は、まだ明らかになっていません。

（清水栄司）

自律神経系とは

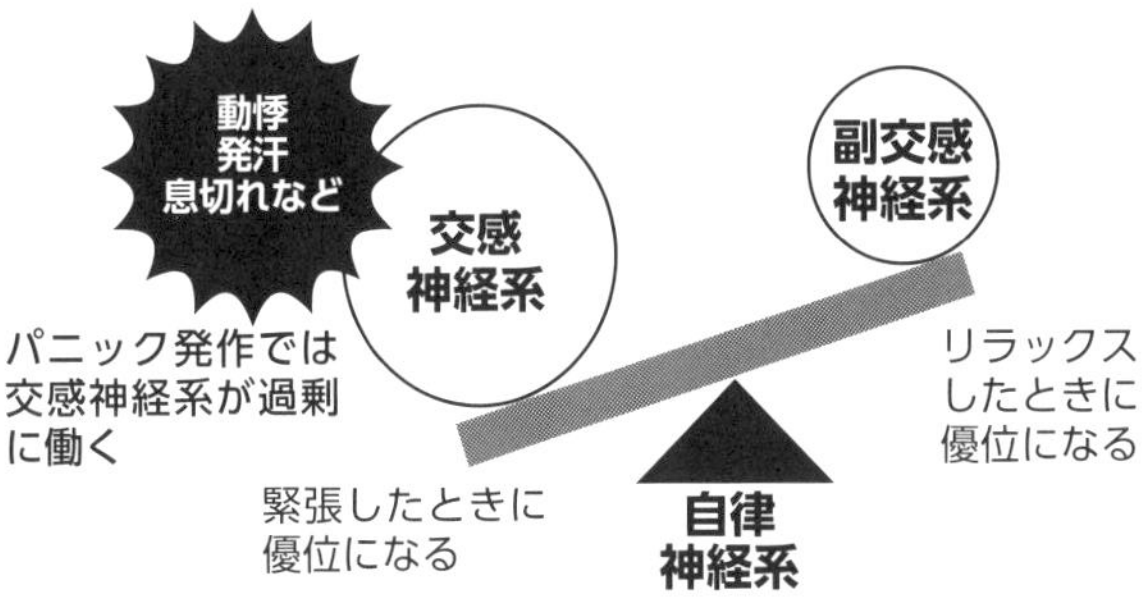

Q130 不安症の人はうつ病になりやすいというのは本当？

不安症になるとうつ病になりやすいというよりは、欧米では、不安症とうつ病は、一組（セット）として扱われ、医師も治療に当たります。不安症もうつ病も、どちらもセロトニンを増やすSSRIという薬が効果があることから、脳内では似たような病的な状態が起こっていると考えられています。また、うつと不安の両方の症状が同時に起こる「混合抑うつ不安症」という心の病気も知られています。

このように2つの心の病気になった場合には、優先的に治療する順番を決めて対処していきます。不安症がつらいのであれば、先に不安症を治し、次にうつ病を治します。うつ病のほうがつらいのであれば、うつ病、不安症の順に治療します。

また、不安症とうつ病では、認知行動療法の内容に違いがありますが、同じところも多いので、最初に、不安症の認知行動療法を身につけて、うつ病でもその内容を応用すれば、かなりの部分を対処できます。医師や公認心理師などの専門家と相談して、少しずつ改善をめざしていきましょう。

（清水栄司）

Q131 不安症にはどんな薬物療法がありますか？

不安症の治療では、精神療法である「認知行動療法」（Q132を参照）と、薬を用いて症状を軽減する「薬物療法」があります。

不安症の薬物療法では、神経伝達物質であるセロトニンを増やす作用のある抗うつ薬「SSRI」が有効であることがわかっています。ただし、SSRIは、効果が出てくるまでに2週間程度かかります。そこで、短期間で効果が出て不安や緊張を緩和させる「抗不安薬」を処方し、不安が強いときに屯用《とんよう》（症状に応じて服用すること）で服用してもらうことがあります。

副作用としては、抗うつ薬では初期に吐《は》きけなどの症状が見られることがあり、眠け、めまい、肝機能異常が見られることもあります。抗不安薬では眠けやだるさなどの症状が見られることがあります。抗不安薬は依存性が知られており、長期連用はしないほうがいいでしょう。なお、SSRIは、服薬を急にやめると、症状の再発や離脱症状が起こる場合があるため、不安症の症状が改善したら勝手に薬をやめるのではなく、担当医の指示に従って少しずつ薬の量を減らしていきます。

（清水栄司）

Q132 不安症を克服する精神療法はありますか？

不安症の治療として、薬物療法と併用して行うのが「精神療法」です。薬物療法とは異なり、精神療法には副作用などの心配がなく、思考を根本から前向きなものに変えていく効果があるため、再発しにくいというメリットがあります。ただし、薬物療法のようにすぐに効果が出るわけではなく、精神療法を続けるには患者さん自身の強い意志と根気も必要になります。

精神療法には、専門家の指導で行う「認知行動療法」、心の抵抗力を身につける「曝露《ばくろ》療法（エクスポージャー）」などがあります。最も広く行われており、かつ有効性が認められているのが認知行動療法で、問題となる考え方や行動のクセを修正・再構成することで回復をめざします。

曝露療法とは、苦手な状況に身を置き、少しずつ心を慣らすことで克服を図る治療法です。個人で行うものと集団で行うものがあり、同じ病気の仲間と取り組む療法を「集団行動療法」といいます。なお、曝露療法を行う前には、心身がリラックスした状態を作る「自律訓練法」を行うことがすすめられています。

（清水栄司）

Q 133 緊張や不安を和らげる呼吸法はありますか？

緊張や不安など、ストレスを感じて心が乱れたときは、ゆっくりと「腹式呼吸」をくり返せば、しだいに気分が落ち着いてきます（腹式呼吸のやり方は左の図を参照）。

腹式呼吸を意識的に行うと横隔膜が動きます。この横隔膜の周囲には、自律神経の一つである副交感神経（体を休ませる神経）が集まっています。そのため、腹式呼吸で横隔膜を動かすと、気分を落ち着かせることに役立つのです。

（三村　將）

腹式呼吸のやり方

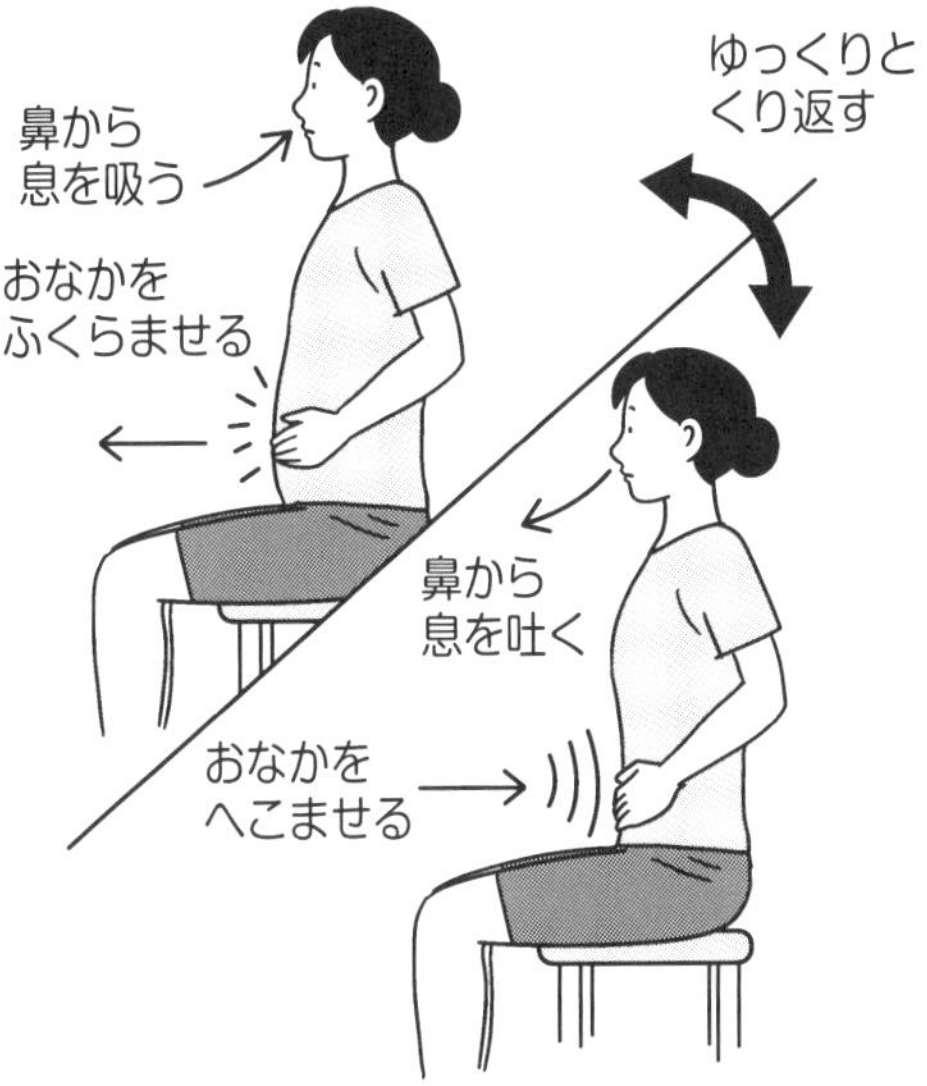

鼻から
息を吸う
おなかを
ふくらませる
ゆっくりと
くり返す
鼻から
息を吐く
おなかを
へこませる

おなかをふくらませて鼻から息を吸い、おなかをへこませて鼻から息を吐く。これを気分が落ち着くまで、ゆっくりとくり返す。鼻呼吸が苦手な人は、息を吐くときにハミングをするといい。

Q134 緊張したときに心と体をリラックスさせるにはどうしたらいいですか?

緊張するのは、心が不安やストレスにとらわれてしまうからです。意図的に自分の意識を不安やストレスからそらせば、自然にリラックスして気分が落ち着きます。

そこで、緊張しやすい人は「注意転換法」を試してみるといいでしょう。

注意転換法は、問題から離れて気を紛らわせたり、五感を刺激するリラクゼーション法で心を落ち着けたり、発想やイメージを切り替えたりして気分を安定させる精神療法です。くわしくは、次ジペーの注意転換法の例を参考にしてください。

最近は、瞑想《めいそう》法の一種であるマインドフルネスを応用した「注意訓練法」(ATT)の研究も盛んに行われており、精神科領域の臨床へも応用されています。マインドフルネスは、禅をもとにアメリカで開発されたストレス低減法で、主に自分の呼吸や一瞬一瞬の自分の体の状態に注意を向け、余計な思考や感情にとらわれずにやり過ごすことで気分の安定を図ります。緊張の改善にも役立つので、くわしく学びたい人はマインドフルネスの講座や教室に参加し、やり方を習うといいでしょう。

(三村　將)

注意転換法の例

1・問題から離れ、距離を置く

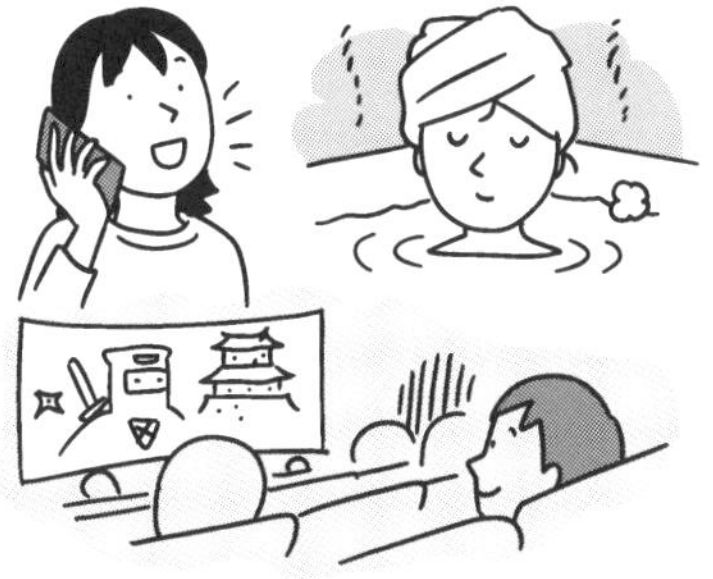

ストレスの原因がはっきりしているなら、その問題から離れて距離を置く。友達に電話やメールをしたり、映画を観に行ったり、テレビゲームで遊んだり、熱めの風呂に入ったりしてストレスを忘れるようにする。

2・五感を刺激し、心を落ち着かせる

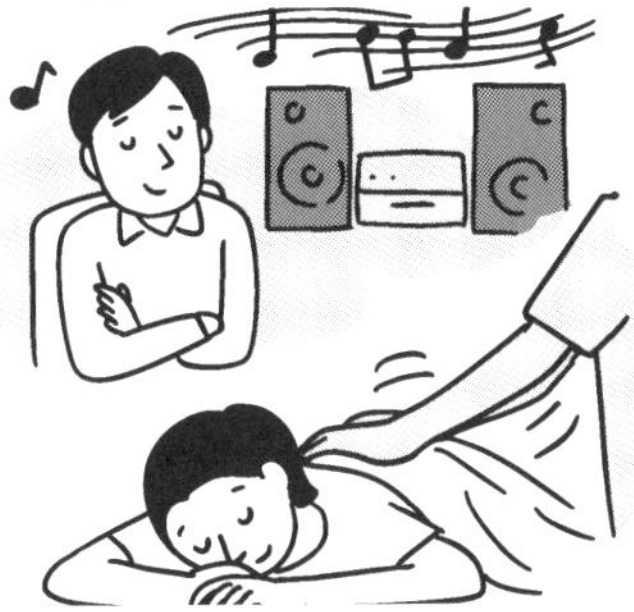

リラクゼーション法で五感（視覚・聴覚・嗅覚・味覚・触覚）を刺激する。花を見たり、音楽を聴いたり、アロマセラピーをやったり、ハーブティーを飲んだり、マッサージを受けたりすることで心を落ち着かせる。

3・発想やイメージを切り替える

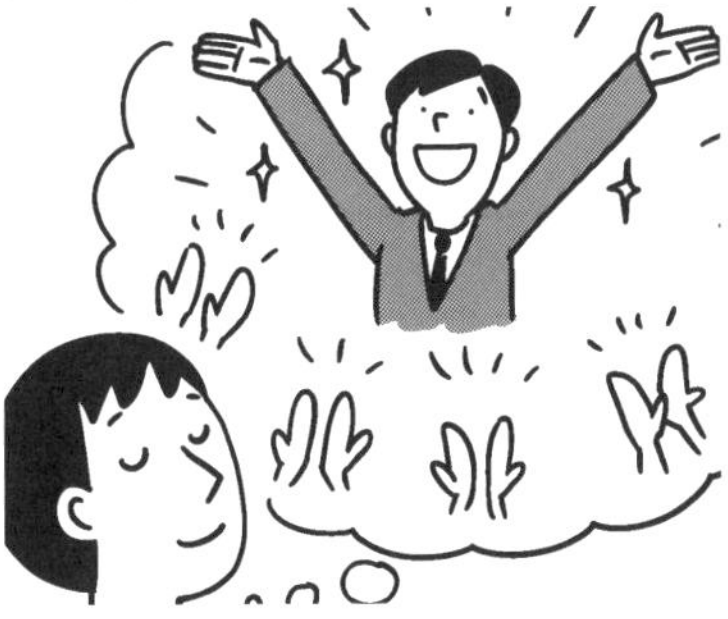

悲観から楽観、緊張からリラックス、否定から肯定へと発想を切り替える。うまくいっている場面をイメージしたり、漸進的筋弛緩法（Q97 を参照）や腹式呼吸（Q133 を参照）を試したり、自分を励ましたりする。

Q135 森田療法は不安症にも有効ですか？

日本生まれの森田療法は、もともとは「神経症」に対する治療法として生まれた精神療法です。神経症は心理的要因によって心身に不都合が生じている状態を指すものですが、最近は神経症という呼称はあまり用いられず、不安症や強迫症など個々の病型ごとに診断名がつけられます。

不安症の治療法の一つである精神療法（心理療法）としては、西洋から入ってきた「認知行動療法」がよく知られています。認知行動療法では、不安を増強する考え方（認知）に着目し、それを修正することによって不安をコントロールすることをめざします。

これに対し、森田療法では「不安や恐れ、緊張などの感情は意志によってコントロールできるものではなく、コントロールしようとすればするほどかえってそれにとらわれる」と考えます。「そもそも不安や恐れは誰もが持っている自然な感情であり、その裏には、よりよく生きたいという人間本来の欲望がある」という人間観に基づいています（Q59～61を参照）。不安や恐れはそのままにしておいて、必要な行動に踏み込むことが森田療法の基本です。「やればできる」という達成感によってさらに建設的な行動が広がっていくにつれ、不安は自然に消退していき、不安症が改善に向かいます。

（中村　敬）

森田療法の治療対象となる主な病気

■森田療法がもともと適用されている病気

●不安症

- 限局性恐怖症
- 社交不安症
- パニック症
- 広場恐怖症
- 全般不安症　など

●強迫症

- 強迫症
- 醜形恐怖症
- 抜毛症
- 皮膚むしり症　など

●身体症状および関連症

- 身体症状症
- 病気不安症
- ほかの医学的疾患に影響する心理的な要因　など

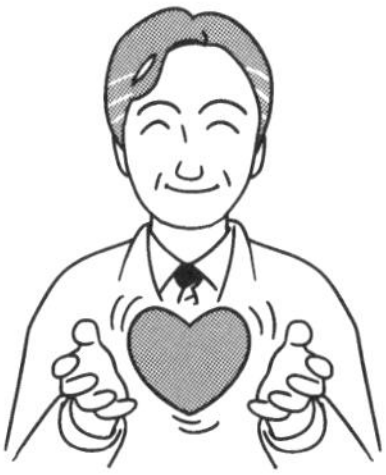

■森田療法が応用されている病気

●うつ病

●軽度の双極性障害のうつ病期

●睡眠・覚醒障害

- 不眠障害
- 過眠障害
- 概日リズム睡眠障害　など

●心的外傷後ストレス障害（PTSD）

●食行動障害および摂食障害

- 神経性過食症（神経性大食症）　など

Q 136 不安症の症状が和らぐ漢方薬はありますか？

不安症であっても、体質や症状により適した漢方薬は異なります。代表的な半夏厚朴湯《はんげこうぼくとう》という漢方薬は、のどのつまり感がある人によく効きます。甘麦大棗湯《かんばくたいそうとう》は、飲みすくホッとした気持ちにさせてくれる漢方薬で、不安に感じたときに飲むとすぐに効果を感じる人もいます。

抗不安薬によるふらつきや眠けなどの副作用がある人、抗不安薬に対する慣れ（耐性）や依存（簡単にやめられない）が心配な人には、抗不安薬の代わりに漢方薬が処方されることがあります。また、漢方薬を併用することで抗不安薬を減らすことも期待できます。

漢方薬は、水か白湯《さゆ》で、空腹時に飲みましょう。「〇〇湯」という漢方薬は、お湯に溶かして飲んだほうが効果的です。

（奥平智之）

「不安状態」でよく使われる漢方薬

漢方薬名	適した症状や体質の特徴
半夏厚朴湯《はんげこうぼくとう》	のどのつまり感がある、訴えが具体的でこだわりが強い、几帳面にメモを持参して用意周到に話す。
柴朴湯《さいぼくとう》	上記症状に加えて、胸やみぞおちから両わきにかけての張りや違和感がある。
甘麦大棗湯《かんばくたいそうとう》	日中に生あくびが出る、甘い物がほしい、涙もろい、イライラ、眠りが浅い。※甘くて子供でも飲みやすい。
桂枝加竜骨牡蛎湯《けいしかりゅうこつぼれいとう》	些細なことが気になって落ち着かない、緊張しやすい、神経質でそわそわ、動悸がある。

第11章

家族・周囲の対応のしかたについての疑問８

Q 137 うつ病の人とはどう接したらいいですか？

接し方の注意点
励ましすぎない
話を否定せず、よく聞いて受け止める
困難に感じていることを手助けする
退職や離婚など重大な決断は先送りさせる
通院や服薬をサポートする

　うつ病の人は、回復までにある程度の時間が必要であるため、家族や周囲の人のサポートが欠かせません。

　基本的に特別扱いせず、ふつうに接してかまいませんが、いくつか配慮すべきポイントがあります。上のリストに、接し方の注意点をまとめたので参考にしてください。

　中でも重要なのは、励ましすぎないことです。うつ病の人は、がんばりすぎて心が疲れきっている状態なので、励ますと本人を追いつめることになります。本人の考えを否定せず、話をよく聞き、受け止めることも大切です。

　また、日常の些《さ》細《さい》なことができなかったり、とっぴなことをいったり、治療に後ろ向きになったりすることがあるので、家族や周囲の人は、それらが病気によるものであることを理解し、一喜一憂せずに冷静に対処しましょう。（三村　將）

Q138 うつ病かどうか見分ける兆候やサインはありますか？

うつ病の人は、心の病気にかかっていることに気づいていないケースが少なくありません。

早期に医療機関を受診し、適切な治療を受けないと、抑うつが強くなって日常生活に支障が出ることもあるので注意が必要です。

そこで、家族や周囲の人が、本人のようすに異変を察知したら、「疲れていない？」「体の調子は大丈夫？」などと声がけすることが重要になります。うつ病の主な兆候を、上のリストにまとめたので参考にしてください。

うつ病の疑いがある場合は、医療機関を受診してはどうかと誘ってみましょう。（三村 將）

うつ病が疑われる主な兆候

仕事や家事でミスが増える
アルコールの摂取量が増える
口数が減り、ため息をつくことが多い
外見がだらしなくなる
食欲が減退する
寝不足ぎみで、朝から調子が悪い
焦燥感が強く、いつもイライラしている
うつろな表情でボーッとしていることが多い

Q139 「うつ病かも」と相談されたら、どんな対応を取ればいいですか？

本人が心の病気を疑っているということは、大きなストレスを抱え、強い抑うつを感じていると考えられます。

とはいえ、みずから心の不安定さを自覚し、誰かに助けを求められるということは、病状はまだ深刻ではないともいえます。**まずは、本人の話をよく聞き、どのようなことに悩んでいるのかを受け止め、理解しましょう。**一時的な抑うつなら、誰かに話を聞いてもらい、共感を得るだけで心がらくになることも多いものです。

このときは、聞き役に徹し、相づちを打ちながら、淡々と耳を傾けることが重要になります。**途中で感想を述べたり、自分の考えを押しつけたり、本人の気持ちを否定したりしてはいけません。**叱咤《しった》激励のつもりで「努力が足りない」「ストレスは誰にでもあるものだ」「そんな甘えは捨てたほうがいい」などといったりしたら、本人の心が傷つき、抑うつは悪化してしまいます。もうこの人に相談しても無駄だと思ってしまうかもしれません。本人に寄り添う気持ちで静かに話を聞いてみてください。（三村　将）

Q 140

双極性障害の人と接するとき、何に気をつけるべきですか？

双極性障害では、うつ状態だけでなく躁《そう》状態（病的に明るく行動的な状態）も周期的にくり返すので、うつ病よりも接し方が難しいといえます。

注意点は、躁状態のときの対応です。気分が高ぶってとっぴなことを話すときは、否定も肯定もせずに聞き流すか、うまく話題を切り替えることが肝心です。また、本人が暴言や攻撃的な言辞《げんじ》（言葉）、誇大的な発言をしたときは真に受けてはいけません。あくまで病気の症状として客観的にとらえ、毅然《きぜん》とした態度で冷静に受け流しましょう。

とはいえ、躁状態のときの本人の横暴な振る舞いや言動は、家族にとって大きな負担になります。ですから、本人に適切な服薬を促して病気を抑えることが大切です。

問題は、本人が治療を拒否するケースが多いことです。躁状態が落ち着いて冷静になったタイミングを見計らい、根気強く医療機関への受診をすすめましょう。うそをついたり、だましたりして医療機関に連れて行ってはいけません。本人の自尊心を傷つけないように配慮しながら説得することが大切です。

（三村　將）

Q141 「死にたい」といわれたら、どうすればいいですか？

うつ病で最も注意しなければならないのは「自殺」です（Q18を参照）。

もし、家族や友人などから「死にたい」と相談を受けたとしたら、まだ自殺を具体的に考えていない希死念慮《きしねんりょ》の可能性が高いでしょう。まずは、慌てたり、焦ったりせず、冷静に本人の話を聞くことが大切です。話を聞くときのコツは、本人に寄り添い、理解を示すことです。叱咤《しった》激励のつもりで「バカなことをいうな」「しっかりしろ」などといってはいけません。**「つらかったんだね」と共感することが重要になります。そのうえで「死なないでほしい」と伝え、自殺しないことを約束してもらいましょう。**うつ病の人は律儀な人が多いので、約束したら守ることが多いのです。

ただし、表面的に希死念慮が見られなくなっても、心の中で自殺を考えていることがあります。むしろ重症のうつ病の人は希死念慮があっても、他人には相談せず、隠していることがあります。家族は、本人の持ち物に刃物、ロープ、練炭、処方薬以外の薬物がないかさりげなく確認し、危険性が高ければ主治医に相談してください。（三村　將）

Q142 うつ病で休職中の同僚が復職します。気をつけることはありますか？

うつ病で休んでいた同僚が復職するさいに気をつけたほうがいいことがあります。まず、復職するとはいえ、本人の気持ちは必ずしも万全ではありません。一見すると元気そうでも、それはつらい時期を乗り越えてようやく辿《たど》り着いた状態でもあるのです。ですから、**軽々しく「元気になったね」などと声をかけてはいけません。**

次に、復職してすぐに以前と同じ仕事量をこなせるとは期待しないほうがいいでしょう。そうでなくても本人は、休んで迷惑をかけたと思っており、挽回《ばんかい》しようと気負っています。**最初は軽作業からまかせ、本人が十分にこなせない部分は周囲の人が手伝いましょう。病気の再発を防ぐためにも、「がんばれ」という言葉は厳禁です。**

なお、過度に気を遣う必要はありません。むしろ、ごく自然に接することが重要です。しかし、これがなかなか難しいのですが……。本人が特別扱いされていると感じた場合、自信をなくしたり、気が重くなったりすることがあります。困っていることはないか目を配りつつ、自然に接することを心がけてください。

（三村 將）

Q 143 本人が受診や入院を拒むのですが、何かいい方法はありませんか？

強い抑うつが2週間以上続くと、食欲が減退したり、睡眠障害が起こったりして健康を害する恐れがあるので、速やかに医療機関を受診することがすすめられます。本人の病状や家庭事情によっては、入院治療を受けたほうがいいこともあります。

しかし、精神科に抵抗があって受診を躊躇《ちゅうちょ》する人が多いことも事実です。中には、自分がうつ病などの心の病気であることを受け入れなかったり、我慢すればそのうち治るだろうと軽く考え、受診をかたくなに拒む人もいます。そのように本人が受診したがらないからといって、無理強いをするわけにもいきません。

重要なのは、うつ病が治療の必要な病気であると理解してもらうことです。

精神科に抵抗があるなら、まずは内科のかかりつけ医を受診して相談してみるといいでしょう。内科でも、抗不安薬や睡眠薬を処方してもらえます。少しずつ治療を進めていき、本人の病気に対する理解が深まったら、心療内科や精神科など専門の診療科を紹介してもらってください。

（三村　將）

Q144 高齢者のうつ病で気をつけることはありますか？

高齢者がうつ病になると、物事への興味や関心を失うため、活動性が大幅に低下します。そうでなくても、年を取ると足腰の筋力が衰えて自宅に引きこもりがちです。そのような活動性の低下は、「サルコペニア」の原因になります。サルコペニアとは、加齢に伴う筋肉量と筋力の低下のこと。サルコペニアで全身の筋肉が衰えると歩くことすら困難になることもあり、外出やトイレなど日常生活に支障をきたします。また、転倒骨折も起こりやすく、寝たきりになるケースが少なくありません。

ですから、家族が本人を買い物に連れて行ったり、要支援・要介護の場合はデイサービスを利用したりするなど、積極的に外出する機会を作ることが大切です。

ところで、高齢者は、高血圧や糖尿病の診断を受けて治療を受けている人が多いのですが、**うつ病になると服薬の自己管理が難しくなります。**また、体の病気があると飲んでいる薬も多く、薬が増えるのを嫌うこともあります。**うつ病の薬の飲み忘れがないように、同居している家族が服薬を管理したほうがいい場合もあります。**（三村　將）

うつ・適応障害・双極性障害
心の名医7人が教える
最高の治し方大全

2021年4月20日　第1刷発行
2024年4月5日　第3刷発行

編集人　上野陽之介
シリーズ統括　石井弘行　飯塚晃敏
編集　わかさ出版
編集協力　香川みゆき（フィジオ）　菅井之生（菅井編集事務所）
松尾直俊　常井宏平
装丁　下村成子
イラスト　前田達彦
発行人　山本周嗣
発行所　株式会社文響社
〒105-0001　東京都港区虎ノ門2丁目2-5
共同通信会館9階
ホームページ　https://bunkyosha.com
お問い合わせ　info@bunkyosha.com
印刷・製本　中央精版印刷株式会社

ISBN 978-4-86651-338-6

本書は専門家の監修のもと安全性に配慮して編集していますが、本書の内容を実践して万が一体調が悪化する場合は、すぐに中止して医師にご相談ください。また、疾患の状態には個人差があり、本書の内容がすべての人に当てはまるわけではないことをご承知おきのうえご覧ください。

この本に関するご意見・ご感想をお寄せいただく場合は、郵送またはメール（info@bunkyosha.com）にてお送りください。